胃肠道影像学
Gastrointestinal Imaging

原　著

H.-J. Brambs

总主译

伍建林　苗延巍　周　勇

分册主译

李智勇

译　者

（按汉语拼音排序）

李梦颖　刘　丹　刘官馥

刘铁利　汪禾青　王　艺

刑金子　张　婷　朱　璐

U0270765

人民卫生出版社

Copyright © of the original English Language edition 2008 by Georg Thieme Verlag KG, Stuttgart, Germany
Original title: Direct Diagnosis in Radiology: Gastrointestinal Imaging by H.-J. Brambs

图字：01-2010-2042

图书在版编目（CIP）数据

胃肠道影像学 /（德）勃拉姆斯（H.J.Brambs）原著；李智勇主译. —北京：人民卫生出版社，2017

　ISBN 978-7-117-24547-0

　Ⅰ. ①胃… 　Ⅱ. ①勃…②李… 　Ⅲ. ①胃肠病－影像诊断 Ⅳ. ①R573.04

中国版本图书馆 CIP 数据核字（2017）第 112034 号

人卫智网	www.ipmph.com	医学教育、学术、考试、健康，
		购书智慧智能综合服务平台
人卫官网	www.pmph.com	人卫官方资讯发布平台

版权所有，侵权必究！

胃肠道影像学

分册主译：李智勇
出版发行：人民卫生出版社（中继线 010-59780011）
地　　址：北京市朝阳区潘家园南里 19 号
邮　　编：100021
E - mail：pmph @ pmph.com
购书热线：010-59787592　010-59787584　010-65264830
印　　刷：北京铭成印刷有限公司
经　　销：新华书店
开　　本：787×1092　1/32　　**印张：**11　　**字数：**229 千字
版　　次：2017 年 8 月第 1 版　2017 年 8 月第 1 版第 1 次印刷
标准书号：ISBN 978-7-117-24547-0/R · 24548
定　　价：49.00 元
　打击盗版举报电话：010-59787491　E-mail：WQ @ pmph.com
　（凡属印装质量问题请与本社市场营销中心联系退换）

作者名录

Hans-Juergen Brambs, MD

Professor of Radiology
Chief of the Department of Diagnostic and Interventional Radiology
University Hospital of Ulm
Ulm, Germany

前 言

　　胃肠道是消化系统的主要器官，也是人体内最大的微生态世界，因此，也就成为人体中最易发生病变的部位之一。并且胃肠道疾病极其复杂与多样，病情变化又常常较快，因此为临床诊断带来较大困难。现代影像医学在胃肠道疾病的诊疗中发挥着越来越广泛、越来越深入的临床应用价值。作为一名影像诊断医生来说，不仅要具备娴熟的影像诊断知识和丰富的临床经验，更要熟悉和掌握相关的病理生理、临床症状与治疗原则等知识；而作为一名现代的临床医生来说，不仅要掌握疾病的临床诊断与各种治疗的知识与技能，也要了解和熟悉影像学检查的原则和疾病的影像诊断学。由 H.-J. Brambs 教授编著的《胃肠道影像学》正是符合以上的需求的专著，出版后广受欢迎。该书具有形式新颖、快速诊断、读者广泛等特点，在形式上采取条理明晰、格式统一、文字简洁、图像直观的模式，在内容上注重基础与临床结合、影像与临床结合、全面与重点结合等原则，是当前为数不多的易学易记、同时适用于影像和临床医生的专业参考书。

　　《胃肠道影像学》是系列丛书"快捷放射诊断学"中的一个分册，全书共分为 9 章（包括 68 个疾病）：肝脏、胆囊和胆管、胰腺、胃肠道总论、食管、胃、小肠、结肠和肛门、腹腔。每个疾病均格式统一、简洁明了，分别从定义（流行病学、病因、病理生理与发病机制）、影像学征象（优选方法、X线表现、CT表现、MRI表现、特异性表现）、临床（典型表现、治疗选择、病程与预后、临床医生要了解的内容）、鉴别诊断、要点与盲点五个方面进行了精炼的讲解与总结，并配备高清晰度和极具参考价值的影像学图像或示意图以及必要的参考文献，有助于广大影像诊断和临床医生的自学和参考阅读，其涵盖内容丰富和易学易记等特点将成为临床工作中重要的参考依据。

　　作为译者来说，既要客观真实地翻译出原著的知识理念和技术精华，又要符合专业内的规范与标准，还要满足国内读者的习惯与要求，因此，该书的翻译和出版对译者来说具有很大的挑战性。尽管本书的全体译者倾注了大量心血和付出了很多辛苦与努力，但由于时间紧迫和能力有限，难免存在一些不足和遗憾，恳请各位同道批评、指正。希望本书面世后能够获得广大读者的喜爱。

李智勇

目　录

缩 略 词

AFP	甲胎蛋白
AIDS	获得性免疫缺陷综合征
ASA	氨水杨酸
CO_2	二氧化碳
COPD	慢性阻塞性肺病
CRP	C- 反应蛋白
CT	计算机体层成像
DD	鉴别诊断
DSA	数字减影血管造影
ERCP	内窥镜逆行胰胆管造影
FDG	18F- 氟代脱氧葡萄糖
FNH	局灶性结节增生
FSE	快速自旋回波
GE	梯度回波
GIST	胃肠道间质瘤
HASTE	半傅立叶单次激发快速自旋回波
HCC	肝细胞癌
HU	亨氏单位
HELLP	以溶血、肝酶升高和血小板减少为特点的综合征
HIV	人类免疫缺陷病毒

IPMN	导管内乳头状黏液瘤
LDH	乳酸脱氢酶
MDCT	多层 CT
MIP	最大密度投影
MRC	磁共振胆管造影
MRCP	磁共振胆胰管造影
MRI	磁共振成像
NSAID	非类固醇类抗炎药
PAS	对氨基水杨酸
PET	正电子发射体层成像
PSC	原发性硬化性胆管炎
PTC	经皮肝穿刺胆管造影
RARE	弛豫增强快速采集
RES	网状内皮系统
RI	阻力指数
SPIO	超顺磁性氧化铁
TACE	经动脉插管化疗栓塞术
TAE	经动脉插管栓塞术
TIPS	经颈静脉肝内门腔静脉分流术
VIBE	容积式插入法屏气检查
WHO	世界卫生组织

1. 肝　脏

肝硬化

定义

是一种由于肝小叶结构破坏、结缔组织增生、再生结节和坏死形成等所导致的慢性肝脏疾病。

> 流行病学

男性多发,且多见于中老年人。

> 病因、病理生理及发病机制

最常见的病因是长期酗酒及病毒性肝炎。也可见于慢性胆汁淤积、自身免疫失调、肝静脉血流受阻(Budd-Chiari综合征)和一些代谢紊乱疾病(α_1-抗胰蛋白酶缺乏、血色素沉着病、肝豆状核变性及糖原贮积症)。

影像学征象

> 优选方法

超声、CT

> 特征性表现

肝脏可增大或缩小,尾状叶肥大;轮廓不规则呈结节状;肝实质呈结节样改变(小结节性肝硬化常见于酒精性肝病,大结节性肝硬化则常见于乙型肝炎);肝静脉及门静脉分支受挤压;门静脉及脾静脉扩张;脾大。

并发症：门脉高压（腹腔及食管静脉曲张、脐静脉再通）；腹水；肝细胞癌。

➢ 超声表现

超声是肝硬化的首选检查方式，并且，超声联合 AFP 检测可作为肝细胞癌的主要筛查方法。

肝硬化的超声表现：肝脏形态不规整，呈结节状轮廓；肝脏各叶比例失调；肝实质表现为高低混杂的回声；彩色多普勒显示肝动脉由于血流速度增加而搏动增强，而门静脉则血流减缓受阻。

➢ CT 表现

在肝硬化早期阶段，25% 的病例 CT 表现为正常；外形不规则呈结节状轮廓；肝实质密度不均，呈大小不等的结节样改变，并且，硬化结节可随着铁含量的增加而密度增高；肝脏增强呈不均匀强化。

➢ MRI 表现

T1WI：于肝硬化早期就可以显示出低信号的纤维结构（主要集中于增宽的门静脉周围区域和网状结构）；

T2WI：炎性反应的纤维组织通常表现为信号的增高；

再生结节：T1WI 呈低或高信号，T2WI 呈等或低信号；对比增强后，再生结节呈低信号或接近于肝脏信号；

发育不良结节：T1WI 呈高信号，而 T2WI 呈低信号；对比增强后，呈不均匀强化；一些小结节（<20mm）仅见于动脉早期（出现几率为 30%），这些结节往往存在结节内部的肝动脉 - 门静脉分流和再生性结节（但是，也有不足 10% 的结节可能是肝细胞癌）；

SPIO 成像：纤维韧带常常更易于识别，T2WI 上纤维韧带仍旧呈高信号；

　　双对比增强成像（钆剂及 SPIO）：是肝细胞癌的最佳检出手段，还可用于肝移植的术前评估。

临床方面

　　➢ 典型表现

　　症状可无特异性，常表现为乏力、体重减轻、黄疸、肝脏硬度增加、脾大、蜘蛛痣、点状皮下出血、男性乳房增生、肝性脑病。

　　➢ 治疗方案

　　对症治疗；抗病毒治疗；肝移植。

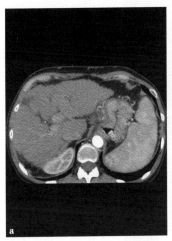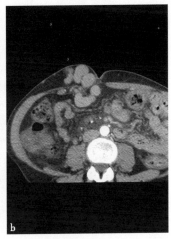

图 1-1a, b　肝硬化。CT，动脉早期
a 肝脏增大，表面不规则呈结节样轮廓，合并脾大；b 脐静脉异常开放造成腹壁静脉怒张

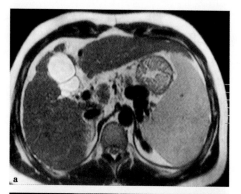

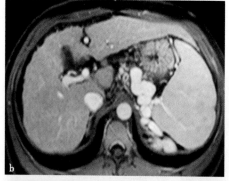

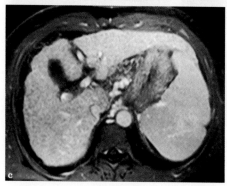

图 1-2a~c 肝硬化
a T2WI，肝表面轻度不规则，呈结节样轮廓，脾大及脾静脉曲张；b 对比增强动脉期 T1WI，显著的脾静脉曲张；c 对比增强门静脉晚期 T1WI，由于再生结节而使肝表面呈不规则结节样改变，肝实质信号不均呈斑片状改变，同时，伴有冠状静脉及食管静脉扩张

➢病程与预后

这主要取决于肝硬化的发病机制、肝功能损害的严重程度及病人的生活方式（例如戒酒）。

1年内死亡率与Child分级密切相关，A级较少，B级为30%，C级为50%。

➢临床医生想要了解的内容

并发症的严重程度（腹水及静脉曲张）；是否合并肝细胞癌。

鉴别诊断

Budd-Chiari综合征	✧ 肝静脉闭塞
	✧ 对比增强后肝实质呈结节样强化
弥漫性肝转移瘤	✧ 尾状叶大小正常
	✧ 没有肝叶萎缩
	✧ 没有侧支静脉

要点与盲点

再生结节及发育不良结节可误认为肝细胞癌。

参考文献

Danet IM et al. MR imaging of diffuse liver disease. Radiol Clin North Am 2003; 41: 67–87

Dodd GD et al. Spectrum of imaging findings of the liver in end-stage cirrhosis: Part I, gross morphology and diffuse abnormalities. AJR 1999; 173: 1031–1036

Holland AE et al. Importance of small (< 20 mm) enhancing lesions seen only during the hepatic arterial phase at MR imaging of the cirrhotic liver: evaluation and comparison with the whole explanted liver. Radiology 2005; 237: 938–944

肝囊肿

定义

肝实质内单发或多发液性物质。

➤ 流行病学

正常人群肝脏中的发生率为 2%～7%，多见老年人，女性居多，常染色体显性多囊性疾病中 40% 病例伴有多发性肝囊肿。

➤ 病因、病理生理及发病机制

是一种不与胆道系统形成有效交通的发育异常。

影像学征象

➤ 优选方法

超声、MRI

➤ 特征性表现

表现为单发或多发的、大小不一的、液性囊腔，薄壁，边界清楚，增强扫描囊壁不强化，多囊改变时肝脏体积增大。

➤ 超声表现

伴有显著后方回声增强的球形无回声区。

➤ MRI 表现

T1WI 呈低信号，T2WI 呈高信号；囊内出血时 T1WI 呈高信号；合并感染时囊壁增厚并可强化。

➤ CT 表现

CT 平扫：呈接近于水样密度（CT 值 0～10HU）的低密

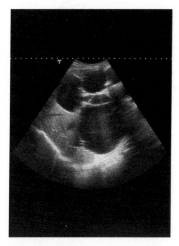

图1-3 多囊肝
超声：多发较大的无回声团块影

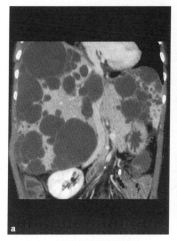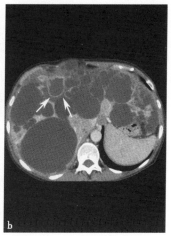

图1-4a, b 多囊肝及脾
a 冠状位 CT；b 感染的囊肿壁增厚，并表现为显著强化（如箭头所示）

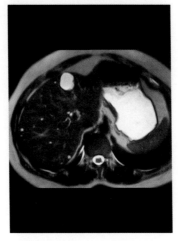

图1-5 肝囊肿
T2WI 示：多发的、以小囊为主的
肝囊肿

度灶；而囊内出血时平扫呈高密度灶；偶见不连续的囊壁
钙化。CT 增强：没有感染的囊壁或周围环绕组织没有强
化，而发生感染时，可以强化。

临床方面

> 典型表现

可无临床症状，常偶然发现；巨大单发囊肿和多发肝
囊肿可出现肝（脾）大。

> 治疗选择

孤立的肝囊肿不需要处理；巨大囊肿可以采用外科开
窗术；一般不采用经皮抽吸及硬化疗法。

> 病程与预后

对于多囊性疾病，肝囊肿可继发囊肿出血、感染或破裂。

> 临床医生想要了解的内容

除外囊性肝转移瘤和肝脓肿；以及因出血或感染所导致的并发症。

鉴别诊断

肝脓肿	◇ 囊壁增厚、并可强化
	◇ 发热
肝棘球蚴病	◇ 囊壁常见钙化
	◇ 由于囊壁破裂漂浮于囊腔可产生"双边征"、"水上浮萍征"、"飘带征"
肝脏囊腺瘤	◇ 肿瘤囊内可见分隔结构
肝囊性坏死	◇ 常伴有实性成分区域，并可表现为多种强化模式
肝转移瘤	◇ 中央或环状强化
	◇ 囊性转移瘤通常鉴别困难

要点与盲点

肝囊肿可误认为肝转移瘤或肝脓肿。

参考文献

Brancatelli G et al. Fibropolycystic liver disease: CT and MR imaging findings. RadioGraphics 2005; 25: 659–670

Mathieu D et al. Benign liver tumors. Magn Reson Imaging Clin North Am 1997; 5: 255–288

Mortele KJ et al. Cystic focal liver lesions in the adult: differential CT and MR imaging features. Radiographics 2001; 21: 895–910

胆道错构瘤(Von Meyenburg 综合征)

定义

是一种来源于胆道系统的良性发育异常。

> 流行病学

发病率为 1%～3%。

> 病因、病理生理及发病机制

可能是由于胆管增生而引起的发育异常(囊性扩张的胆管有时内含非结晶物质);病灶内衬立方上皮细胞,包埋在纤维间质内;与胆管不形成交通,肉眼表现为灰白结节。

影像学征象

> 优选方法

超声、MRI

> 特征性表现

CT 及 MRI 表现为多发的、散在的小结节影(0.5～1.5cm),孤立病灶罕见;结节通常发生在肝包膜下区域;MRI 表现与超声不同——MRI 能够发现超声未能显示的多发的小囊肿;病灶通常不强化(当以囊性部分为主时);只在具有实性成分的极少病例中病灶呈现强化;随诊病灶数量与大小无变化。

> MRI 表现

病灶边界清楚;T1WI 呈稍低信号,T2WI 呈高信号(与囊肿相比信号稍低一些);对比增强扫描:病灶在各期均呈环形强化;MRCP 显示囊性病灶与胆管系统不形成交通。

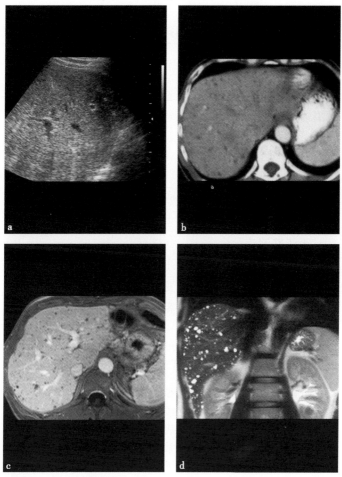

图 1-6a～d　胆道错构瘤
a 超声检查：肝区图像回声不均匀，表现为小的、轮廓不清晰的、局灶的低回声病灶。b 对比增强 CT：多发小的、无强化的低密度区。c 对比增强 MR：多发小的、无强化的、局灶的低信号病灶。d MR 图像，HASTE 序列：多个囊性的、局灶的高信号病灶

➢ 超声表现

肝实质呈现为不均匀回声,也可见到小的低回声到强回声结节灶。

➢ CT表现

表现为低密度结节,对比增强后病灶与正常肝组织界限清晰。

临床方面

➢ 典型表现

可无临床症状,通常偶然发现,实验室检查无异常。

➢ 治疗选择

无特殊治疗。

➢ 病程与预后

较少数病例可出现恶性变。

➢ 临床医生想要了解的内容

除外转移瘤。

鉴别诊断

肝囊肿	◇ 影像表现相似,尤其是超声检查
	◇ 病灶通常大于1.5cm
Caroli综合征	◇ 病灶与胆道系统形成交通
	◇ 常呈较大的囊性扩张
	◇ 可有结石及并发感染倾向
肝转移瘤	◇ 单纯囊性表现罕见(除非是胃肠道间质瘤)
	◇ 依据原发肿瘤表现为不同的强化模式

要点与盲点

在影像诊断、腹腔镜检查甚至在手术中均可能误认为肝转移瘤。

参考文献

Lev-Toaff AS et al. The radiologic and pathologic spectrum of biliary hamartomas. AJR 1995; 165: 309-313

Semelka RC et al. Biliary hamartomas: solitary and multiple lesions shown on current MR techniques including gadolinium enhancement. J Magn Reson Imaging 1999; 10: 196-201

Zheng RQ et al. Imaging findings of biliary hamartomas. World J Gastroenterol 2005; 13: 6354-6359

肝脓肿

定义

单发或多发的肝实质内积脓。

> 流行病学

阿米巴肝脓肿是肝脓肿的特殊类型，也是发于非洲、东南亚及拉丁美洲的一种地方病。

> 病因、病理生理及发病机制

20%～40%可无明确病因；最常见的病因是由于结石或其他胆道阻塞性疾病引起的胆道感染；少部分源于腹腔感染（如阑尾炎、憩室炎及炎性肠道疾病），也可继发于肝脏的介入治疗如射频消融（<2%）及经动脉的化疗；有免疫抑制的病人的发病风险增加；肝脓肿常为多病原感染。

影像学征象

> 优选方法

超声、CT。

> 特征性表现

常表现为多发的小病灶，或孤立的大病灶；于病变早期可表现为大量碎屑样改变；随着病灶的已趋成熟，内容物逐步液化；病灶可出现厚薄不均的壁强化；因病原菌不同可出现不同表现，如念珠菌感染表现多发小的脓肿（<5mm）。

➢ 超声表现

通常表现低回声至无回声的圆形团块,病灶在液化前也可表现为高回声;偶见不规则的壁、分隔及碎屑;气体呈现为具有声影的强回声区。

➢ CT 表现

平扫呈低密度,增强扫描可见不同厚度的壁强化,而在小的念珠菌脓肿病例中,动脉期往往可以显示比门静脉期更多的病灶。

➢ MRI 表现

T1WI 呈极低信号,T2WI 呈极高信号;对比增强显示厚薄不均的壁强化;MRCP 可用于检测胆系致病因素。

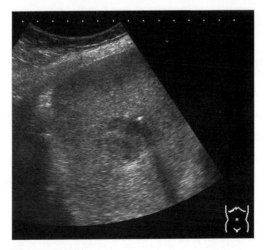

图 1-7 肝脓肿
超声检查:对于不完全液化的肝脓肿,表现为不均匀的低回声团块

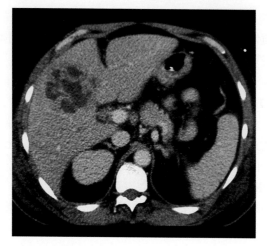

图 1-8　肝脓肿

CT 检查：对于不完全液化的肝脓肿，表现为有分隔的多发低密度区

临床方面

> **典型表现**

肝脓肿在早期起病隐匿，可伴发热及右上腹疼痛；阿米巴脓肿常出现急性症状；肝大；肝区压痛。

> **治疗选择**

抽吸及引流；由于胆系原因所引发的肝脓肿需要对症治疗原发病。

> **病程与预后**

适当的排脓及除去病因常常可使肝脓肿治愈；死亡率为 8%；真菌感染和伴发恶性过程的预后不良；目前，外科手术并不被推荐。

➤ 临床医生想要了解的内容

脓肿的早期发现；发现诱发肝脓肿的基础病变。

鉴别诊断

肝囊肿	◇ 无强化的囊腔
	◇ 无发热
肝棘球蚴病	◇ 囊壁常见钙化
	◇ 由于囊壁破裂漂浮于囊腔可产生"双边征"、"水上浮萍征"、"飘带征"
肝脏囊腺瘤	◇ 肿瘤囊内可见分隔结构
	◇ 无发热
	◇ 罕见
肝囊性坏死	◇ 常常为实性成分区域，并可表现为多种强化模式
肝转移瘤	◇ 无发热
	◇ 与环形强化的小转移瘤在形态上鉴别比较困难

要点与盲点

可误诊为单纯囊肿、囊性肿瘤及转移瘤。

参考文献

Balci NC et al. MR imaging of infected liver lesions. Magn Reson Imaging Clin North Am 2002; 10: 121-135

Giorgio A et al. Pyogenic liver abscesses: 13 years of experience in percutaneous needle aspiration with ultrasound guidance. Radiology 1995; 195: 122-124

Metser U et al. Fungal liver infection in immunocompromised patients: depiction with multiphasic contrast-enhanced helical CT. Radiology 2005; 235: 97-105

肝棘球蚴病（Echinococciasis）

定义

是由细粒棘球蚴引起的一种寄生虫感染。

➤ 流行病学

一种地方病，常发生于羊和牛聚集的地方，羊和牛是中间宿主。

➤ 病因、病理生理及发病机制

在幼体阶段狗绦虫引起感染；感染可通过与终宿主（狗）的直接接触或通过污染的水或食物引起传播；蚴穿过肠道黏膜经门静脉或淋巴管至肝形成小囊肿，每年生长2～3cm；肝和肺为最主要的感染器官。

影像学征象

➤ 优选方法

超声、CT。

➤ 特征性表现

包虫的小囊与普通肝囊肿基本一样；大囊往往由较多的子囊构成，囊的薄膜可以脱落或破裂；头节绝大部分附着于囊壁或沉积在囊底形成"包虫囊沙"；病灶晚期，包虫外囊多见钙化。

➤ 超声表现

表现为无回声的囊性区，囊壁可随着压力而起伏波动；钙化；包膜完整时可显示双线影（外囊和内囊）。

> CT 表现

囊内有子囊、薄膜、蛋壳样或条带状钙化。

> MRI 表现

T1WI 和 T2WI 均可显示位于囊周的、低信号的环形影；T1WI 和 T2WI 均可显示出低信号的飘带影；T2WI 表现为有薄膜的高信号囊；钙化显示逊于 CT。

> 直接囊肿造影表现

囊性肿块，偶可见与胆道系统相通。

临床方面

> 典型表现

常常无临床症状而偶然发现；偶尔有上腹部压痛；最严

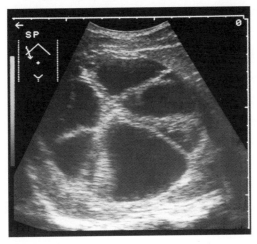

图 1-9 肝棘球蚴病（囊性）
超声检查：具有轮辐一样分隔的囊性区域

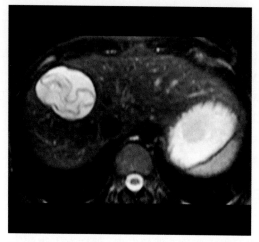

图 1-10　肝棘球蚴病

T2W MRI：清晰可见包虫的囊内脱落薄膜形成的飘带征

重的并发症是过敏性休克；在肝脏受累的时候，包虫血清凝集效价往往是可靠的指标。

➤ **治疗选择**

当囊腔不规则或破裂时需要外科切除手术；由于过敏性休克的风险，抽吸与引流需要小心选择与操作；甲苯哒唑可为内科治疗药物。

➤ **病程与预后**

预后不良；能够有效切除的病例不足 20%；最严重的并发症是囊肿破裂并进入腹腔。

➤ **临床医生想要了解的内容**

除外普通囊肿。

鉴别诊断

单纯囊肿	◇ 无薄膜,常常是均一液性成分
	◇ 无钙化
囊性肿瘤	◇ 常常有较厚的壁,且可以强化
囊性转移瘤	◇ 常常较小且多发

要点与盲点

　　未明确诊断时就抽吸治疗;未能除外囊肿与胆道系统有无交通时就进行酒精或硝酸银溶液的灌注治疗。

参考文献

Czermak BV et al. Echinococcus granulosus revisited: radiologic patterns seen in pediatric and adult patients. AJR 2001; 177: 1051–1056

Oto A et al. Focal inflammatory diseases of the liver. Eur J Radiol 1999; 32: 61–75

Pedrosa I et al. Hydatid disease: Radiologic and pathologic features and complications. RadioGraphics 2000; 20: 795–817

肝泡状棘球蚴病

定义

是由多房棘球蚴引起的一种寄生虫感染。

➢ 流行病学

常发生于欧洲中部(德国的西南部、澳大利亚、瑞士及法国的东北部)、美国中西部、阿拉斯加、加拿大及俄罗斯的部分地区;野生啮齿动物是中间宿主。

➢ 病因、病理生理及发病机制

在幼体阶段狐狸绦虫引起感染;感染可通过与终宿主(多为狐狸,猫和狗少见)的密切接触或通过污染的水或食物引起传播;蚴穿过肠道黏膜经门静脉或淋巴管至肝脏,而形成小囊肿(3～20mm);呈浸润性扩散;肝和肺为最主要的感染器官。

影像学征象

➢ 优选方法

超声、CT。

➢ 特征性表现

表现为边界模糊的实性肿块;半数病例主要集中在肝门区,伴随有肝内胆管的扩张和门静脉的浸润(偶尔也会导致肝脏灌注减低和肝萎缩);较大的病灶常常伴有中心坏死;病灶晚期可见不定型的钙化影。

➢ 超声表现

表现为单发或多发的、边界模糊的高回声团块(冰雹征),可伴有钙化影;较大的病灶中央可见低回声坏死区。

➢ CT表现

平扫呈低密度肿块影,与肿瘤或转移瘤相似;增强病灶轻度强化;高分辨力CT可见小的囊肿以及其内间隔的散在蛋壳样钙化。

➢ MRI表现

T2WI上可为实性肿块,也可表现为多发小的囊肿或不规则的大囊肿;T2WI上,较大的病灶中央坏死为高信号;钙化表现为低信号影;病灶可轻度强化;MRCP可显示中央区域胆管的狭窄。

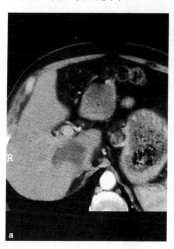 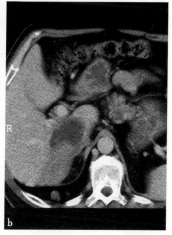

图1-11a,b 泡状包虫病

对比增强CT动脉早期(a)、静脉期(b):肝泡状包虫病表现为部分区域的囊性病灶以及部分区域的肿瘤样改变

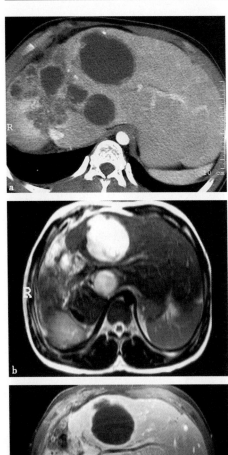

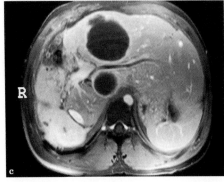

图 1-12a ~ c 术后肝脏的泡状包虫病 CT 及 MR 图像：呈现囊实混合性改变，以及仅仅 CT 图像上才能显示钙化

> ➤ PET 表现

是能够有效评估病变活性的唯一一种检查手段,可对治疗效果进行评价,可发现病灶是否复发及播散。

临床方面

> ➤ 典型表现

非特异性腹痛,体重减轻,乏力,黄疸;在肝脏受累的时候,包虫血清凝集效价往往是可靠的指标。

> ➤ 治疗选择

可行手术切除或肝移植;甲苯哒唑可为内科治疗药物。

> ➤ 病程与预后

预后不良;通常在诊断时已无法手术。

> ➤ 临床医生想要了解的内容

除外恶性肿瘤;病变能否切除?

鉴别诊断

胆管癌	◇ 肝包膜凹陷为典型表现
	◇ 病灶常为延迟强化(10 分钟)
	◇ 20% 可见钙化
肝细胞癌	◇ 常合并肝硬化
	◇ 富血供病灶且快速退出
	◇ AFP 升高
肝转移瘤	◇ 一般无胆汁淤积
	◇ 与结肠癌肝转移非常相似

要点与盲点 ┤- -

　　与恶性肿瘤不易鉴别。

参考文献

Bresson-Hadni S et al. A twenty-year history of alveolar echinococcosis: analysis of a series of 117 patients from eastern France. Eur J Gastroenterol Hepatol 2000; 12: 327–336

Kodama Y et al. Alveolar echinococcosis: MR findings in the liver. Radiology 2003; 228: 172–174

Reuter S et al. Structured treatment interruption in patients with alveolar echinococcosis. Hepatology 2004; 39: 509–517

1. 肝　脏

肝海绵状血管瘤

定义

是一种肝脏来源的良性、间质性、海绵状肿瘤；海绵状结节主要是由许多间隔分隔而形成一个个血窦；较大的血管瘤也可出现纤维化区域。

> 流行病学

偶然发现；常伴发局灶性结节增生；最常见的肝脏良性肿瘤；发病率 5%～7%；女性多见，任何年龄均可发生，大小从数毫米至20cm。

影像学征象

> 优选方法

超声、磁共振。

> 特征性表现

病灶表现为边界清楚的肿块，早期呈花环样强化，且持续时间较长而逐步填充；小的血管瘤（＜1cm）呈一过性的快速强化（毛细血管型血管瘤）；较大的血管瘤可见部分血栓形成及纤维化改变；钙化较少见。

> 超声表现

病灶表现为边界清晰的、回声均一的高回声团块；常出现轻度后方声影；能量多普勒偶见非特异的流动现象。

> MRI表现

T1WI 呈均匀低信号，T2WI 呈均匀高信号（特别是在

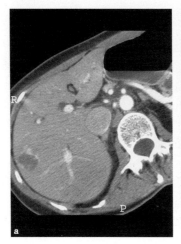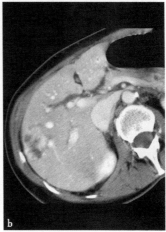

图1-13a, b 肝海绵状血管瘤
增强CT动脉期（a）及门静脉期（b）：动脉期血管瘤仅出现周边强化，
门静脉期强化灶融合呈结节状强化

重T2WI）；增强早期呈现显著的周边强化，随时推移逐渐向
中央扩展，延迟期病灶常完全填充；巨大海绵状血管增强
时中央常出现充盈缺损；特异性肝胆造影剂增强时在晚期
呈低信号；小的血管瘤可呈一过性的快速而显著的强化。

➢ CT表现

平扫为稍低密度，增强扫描模式同MRI。

➢ 血管造影像表现

呈典型的"棉花团状"显影，已不再作为常规诊断方法。

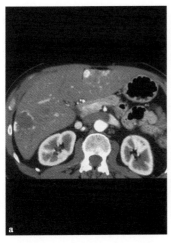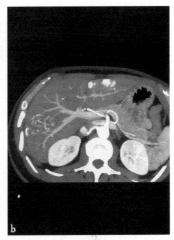

图 1-14a, b　肝海绵状血管瘤

增强 CT 动脉期（a）及 MIP 重建（b）：动脉期，肝左叶的小血管瘤迅速完全充盈强化，而肝右叶的较大血管瘤仅表现为周边强化；门静脉期，肝左叶的小血管瘤呈现明显强化，而肝右叶的较大血管瘤逐步填充呈线条样强化

临床方面

> 典型表现

多为偶然发现；巨大血管瘤可出现压迫感，外伤时轻微撞击易造成出血。

> 治疗选择

有临床症状的血管瘤可采用栓塞治疗或手术切除。

> 病程与预后

巨大血管瘤偶见不断的生长；无恶性倾向。

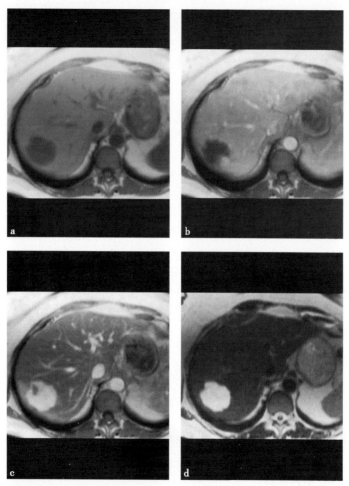

图 1-15a ~ d　肝海绵状血管瘤

MR 图像：a 平扫呈低信号；b 增强动脉期血管瘤呈周边结节样强化；
c 静脉晚期病灶几乎全部填充；d T2WI 表现为轮廓光滑的均匀高信号

> 临床医生想要了解的内容

除外转移瘤及恶性肿瘤。

鉴别诊断

局灶性结节增生	◇ 肝胆造影剂 MR 增强时,晚期有造影剂摄入
	◇ CT 常不能发现小的病灶
肝细胞腺瘤	◇ 增强呈均匀强化
	◇ 超声检查不表现为高回声团块
肝细胞癌	◇ 常合并肝硬化
	◇ 肿瘤呈快速强化
	◇ 超声多呈低回声
	◇ AFP 升高
富血供的肝转移瘤	◇ 常为多发、小的局灶性病灶
	◇ 超声常呈低回声

要点与盲点

诊断方法较多(当 CT 或 MRI 无法确诊时,可选用超声辅助诊断;当 CT 或超声无法确诊时,重 T2WI 和动态 MRI 可有助于诊断)。

参考文献

Danet IM et al. Giant hemangioma of the liver: MR imaging characteristics in 24 patients. Magn Reson Imaging 2003; 21: 95–101

Kim T et al. Discrimination of small hepatic hemangiomas from hypervascular malignant tumors smaller than 3 cm with three-phase helical CT. Radiology 2001; 219: 699–706

Leslie DF et al. Distinction between cavernous hemangiomas of the liver and hepatic metastases on CT: value of contrast enhancement patterns. AJR 1995; 164: 625–629

肝局灶性结节增生

定义

是一种血管化丰富的肝脏良性肿瘤,由发育异常的血管及胆管组成的异常结节(类似肝硬化结节),肿瘤内含有数目不等的Kupffer细胞。

> 流行病学

肝脏第二位常见良性肿瘤,好发于30～50岁的中年人,女性居多,其发病率是男性的4～8倍,20%的多发局灶性结节增生合并肝血管瘤。

> 病因、病理生理及发病机制

可能是由于动脉发育异常而引起的增生反应;病灶的生长及血管化情况可能受到雌激素水平的影响;80%病例为经典型,20%为非经典型(常常是基于毛细血管扩张型,再结合有局灶性结节增生和腺瘤的起源和形态学改变)。

影像学征象

> 优选方法

肝胆造影剂增强磁共振成像、多期增强CT。

> 特征性表现

常表现边界清楚的、血管化丰富的局灶性结节灶(常<5cm);仅在动脉期出现强化;常常可见星状瘢痕组织;星状瘢痕或纤维索条主要包括发育不良的动脉及胆管结构。

➢ MRI 表现

T1WI 呈低或等信号，T2WI 呈等或高信号，病灶中央瘢痕 T2WI 呈高信号；增强扫描：动脉期呈一过性的均匀结节样强化，瘢痕组织则有延迟期强化；SPIO 增强时，由于能够被病灶内部的网状内皮系统受吸收而信号减低（但是往往不会比正常肝组织下降的明显），而瘢痕组织信号没有下降；肝胆特异性造影剂也可以产生延迟强化。

➢ CT 表现

平扫呈环绕肝组织的或稍低密度，动脉期呈一过性明显均匀结节状强化而延迟期有退出，病灶内瘢痕则有延迟强化。

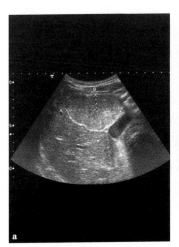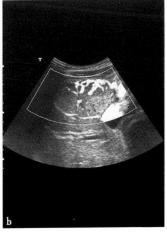

图 1-16a, b 肝局灶性结节增生

超声检查：a 病灶回声表现同肝脏相似，有假包膜；b 彩色多普勒显示轮辐样增生血管结构

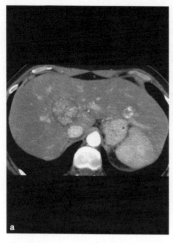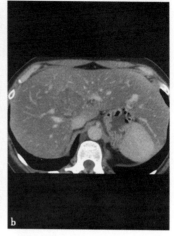

图 1-17a，b 肝局灶性结节增生
CT 检查：a 动脉期，病灶呈显著的结节样强化；b 门脉期，强化程度
下降，同时，肝左叶还可见一个血管瘤

➢ **超声表现**

表现为边界模糊的稍高回声团块，超声造影研究很易
见到血管发育异常（呈轮辐状改变），和中心区域的血管团
块，并呈现出门静脉期的再灌注表现（对比 CT 和 MRI）。

➢ **肝胆闪烁显像术**

目前已不再使用。

临床方面

➢ **典型表现**

多为偶然发现，巨大病灶可引起压迫感。

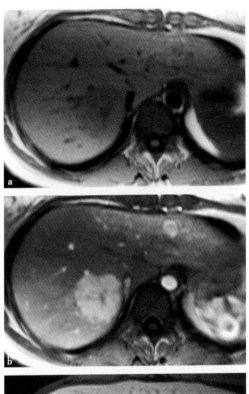

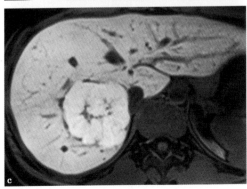

图 1-18a~c 肝局灶性结节增生 MRI 检查：a 平扫 T1WI 肝右叶的病灶呈低信号；b 动脉期病灶显著强化；c 延迟期亦明显强化，其间可见清晰的瘢痕影

1. 肝　　脏

➤ 治疗选择

停止使用激素；巨大的、有临床症状的肿瘤可采取手术切除或经动脉栓塞治疗；不易与其他肿瘤区分的非典型的局灶性结节增生也需要手术切除。

➤ 病程与预后

无恶性倾向；病灶出血仅见于毛细血管扩张型的病例中；尽管考虑到其他益处，但是诊断性穿刺抽吸并不被推荐。

➤ 临床医生想要了解的内容

除外其他富血肿瘤及病变。

鉴别诊断

肝细胞腺瘤	◇ 很少有轻度强化
	◇ 无中央"瘢痕"
	◇ 延迟期没有肝胆特异性造影剂吸收
	◇ 较大病灶可合并急性或慢性出血
肝海绵状血管瘤	◇ 花环状填充强化
	◇ T2WI 上呈高信号
	◇ 很小的血管瘤也可有相同的表现
纤维板层肝细胞癌	◇ 病灶通常较大，常合并坏死、钙化及转移
	◇ 具有真正意义上的瘢痕组织，T2WI 呈低号影，无强化
	◇ 延迟期没有肝胆特异性造影剂吸收
肝细胞癌	◇ 常合并肝硬化
	◇ AFP 升高
	◇ 肝胆特异性造影剂吞噬现象仅见于高分化肝细胞癌

富血供的肝转移瘤　　　◇ 常多发

◇ 边界模糊、中央坏死

◇ 延迟期没有肝胆特异性造影剂吸收

要点与盲点

单时相检查模式：局灶性结节增生的富血供特性在 MRI 和 CT 检查的门静脉期时可能无法检测到。

参考文献

Grazioli L et al. Accurate differentiation of focal nodular hyperplasia from hepatic adenoma at gadobenatedimeglumine-enhanced MR imaging: prospective study. Radiology 2005; 236: 166–177

Hussain SM et al. Focal nodular hyperplasia: findings at state-of-the-art MR imaging, US, CT, and pathologic analysis. RadioGraphics 2004; 24: 3–19

Nguyen BN et al. Focal nodular hyperplasia of the liver: a comprehensive pathologic study of 305 lesions and recognition of new histologic forms. Am J Surg Pathol 1999; 23: 1441–1454

Vogl HJ et al. Superparamagnetic iron oxide-enhanced versus gadolinium-enhanced MR imaging for differential diagnosis of focal liver lesions. Radiology 1996; 198: 881–887

肝细胞腺瘤

定义

一种肝内原发的、由激素所诱导的良性肿瘤。

➢ 流行病学

多见于 20～40 岁的女性,男性罕见,主要见于长期口服避孕药的女性,病灶的发生与服用避孕药的时间关系密切;偶见于滥用类固醇激素及肝糖原贮积症者。

➢ 病因、病理生理及发病机制

由形态相似的肝细胞构成,其内无胆管及门脉分支,含有 Kupffer 细胞;

特殊类型:多发肝腺瘤称为肝腺瘤病(组织学及放射学表现相同)。

影像学征象

➢ 优选方法

磁共振、CT(急性出血时)。

➢ 特征性表现

为边缘光滑、血供丰富的肿瘤,大小平均为 5～10cm;病灶常有完整包膜,并含有脂肪成分;钙化少见,仅见 7%;大于 5cm 有肿瘤出血及坏死倾向(25%～40%)。

➢ CT 表现

不合并出血时平扫 CT 常无阳性发现;无出血、坏死及脂肪变的肿瘤常呈显著的均匀强化;肿瘤合出血时平扫可见高密度影,且肝包膜下常可见液性暗区。

> MRI 表现

由于肿瘤合有脂肪成分(超过 75% 的病例),T1WI 及 T2WI 平扫均呈高信号;肿瘤无坏死及出血的部分常表现显著的均匀强化,门静脉期及平衡期病灶强化有一定退出;当进行肝细胞特异性造影增强时,延迟期没有强化;应用 SPIO 增强,因病灶含有网状内皮组织,在 T2WI 上信号降低。

> 超声表现

表现为等回声或高回声团块;对比增强仅在动脉期出现显著强化。

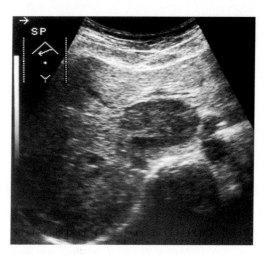

图 1-19　肝腺瘤
超声检查:紧邻下腔静脉的不均匀低回声肿块

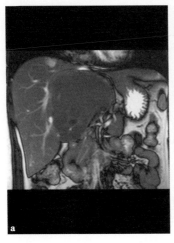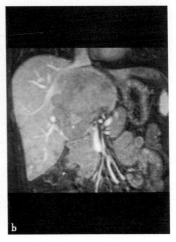

图 1-20a, b　肝腺瘤

MRI 检查：a 病灶 T2WI 呈稍低信号，肝静脉及门静脉受压移位。额外发现肝顶部一个海绵状血管瘤；b 对比增强扫描，病灶呈不均匀轻度强化，略低于正常肝组织

临床方面

➢ 典型表现

较大的病灶可引起压迫感；常因合并出血被发现。

➢ 治疗选择

手术切除；小的肿瘤（小于 4cm）可行采用经皮射频消融；停止口服避孕药。

➢ 病程与预后

是否有恶变倾向仍存争议；大于 5cm 的肿瘤出血的风险性增高并增加病死率（9%～21%）。

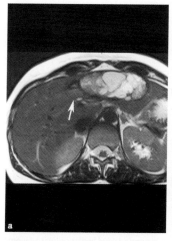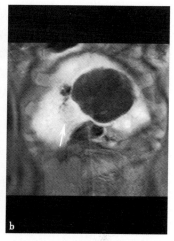

图 1-21a, b　肝腺瘤合并出血

a T2W MRI，肝腺瘤因出血而信号不均匀，在血肿边缘显示实性肿瘤结节（箭头所示）；b 对比增强扫描，病灶轻度强化（箭头所示），与正常肝脏分界清楚，紧邻病灶的无信号区代表出血

➤ 临床医生想要了解的内容

除外肝局灶性结节增生及肝细胞癌。

鉴别诊断

肝局灶性结节增生	◇ 大多数呈显著的结节性强化
	◇ 病灶中心可出现"瘢痕样"强化
	◇ 延迟期肝胆特异性造影剂有吸收
肝海绵状血管瘤	◇ 花环状填充强化
	◇ T2WI 上呈高信号
胆管癌	◇ 肝包膜凹陷为典型表现

	◇ 表现为延迟强化
	◇ 常常伴发远端胆管扩张
肝细胞癌	◇ 常合并肝硬化
	◇ 富血供病灶，快速退出
	◇ AFP 升高
富血供的肝转移瘤	◇ 常为多发的小病灶

要点与盲点

可与局灶性结节增生或肝细胞癌混淆。

参考文献

Dietrich CF et al. Differentiation of focal nodular hyperplasia and hepatocellular adenoma by contrast-enhanced ultrasound. Br J Radiol 2005; 78: 704–707

Grazioli L et al. Accurate differentiation of focal nodular hyperplasia from hepatic adenoma at gadobenate dimeglumine-enhanced MR imaging: prospective study. Radiology 2005; 236: 166–177

Ichikawa T et al. Hepatocellular adenoma: multiphasic CT and histopathologic findings in 25 patients. Radiology 2000; 214: 861–868

肝细胞癌

定义

> 流行病学

最常见的肝内原发肿瘤，发病率呈逐年增高趋势，尤其在东南亚及非洲，主要见于中老年人（50～70 岁），男性发病是女性的 4 倍。

> 病因、病理生理及发病机制

常有肝硬化及乙肝、丙肝病史；多由再生结节及发育不良结节发展而来；同时可伴随门静脉灌注降低和肝动脉灌注升高；

有三种生长方式：孤立型、结节型、多发局灶和（或）弥漫型。

原发肿瘤的主要特征性指标包括：大小、数量、位置、血管浸润情况及胆管受侵范围。

常出现区域性的淋巴结转移、肺及骨转移。

影像学征象

> 优选方法

包括动态增强磁共振、CT 多期扫描、应用超声结合 AFP 监测进行筛查

> 特征性表现

表现为孤立的肿瘤，可出现假包膜；较大的肿瘤常合并坏死；弥漫型肝癌与肝硬化鉴别常较为困难；血管结构

常易被侵犯；50%～70%的病例常可出现淋巴结转移；常常有动脉期的显著性强化（尤其是在未分化的肿瘤），然后对比剂快速的退出；少数肿瘤仅仅在延迟期才能够显示清楚；常合并有淋巴结肿大，以及肺和骨的转移。

➤ MRI 表现

T1WI 呈均匀的低信号，少数肿瘤也可以由于内部的脂肪变、血浆铜蓝蛋白或血液成分等而表现为高信号；T2WI 呈高信号（在未分化的肿瘤中 T2WI 信号可能更高）；动态增强磁共振肿瘤常常在动脉期呈显著强化而延迟期快速退出；钆剂与 SPIO 联合应用可提高成像的准确性；高分化肿瘤常出现肝胆特异造影剂的吸收。

➤ CT 表现

平扫肿瘤常表现为稍低密度；多期动态增强 CT（动脉期 20～30s，实质期 40～55s，门静脉期 70～80s）表现为动脉期的显著强化并快速退出。

➤ 超声表现

小于 3cm 的高分化型的肿瘤常常表现为低回声团块；回声常不均匀；对比增强诊断的准确度与 MRI 和 CT 相似；适用于指导肿瘤的穿刺活检。

➤ 血管造影及核医学

目前已不用于诊断。

➤ PET

肝细胞癌常常是阴性诊断。

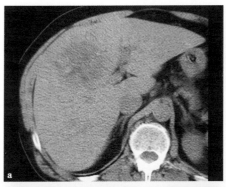

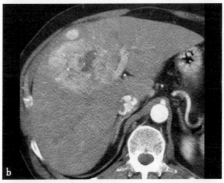

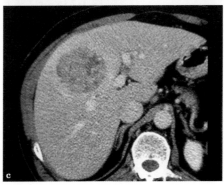

图 1-22a ~ c 肝细胞癌

CT 检查：a CT 平扫，肿瘤表现为边界模糊的低密度；b 动脉期，病灶实质明显强化，中央因坏死未强化，周边见小卫星灶呈结节样强化；c 门静脉期由于对比剂快速退出，动脉期强化的卫星结节无法显示，病灶主体而呈低密度

45

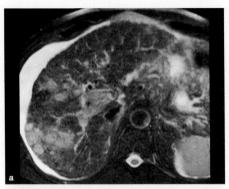

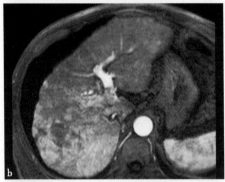

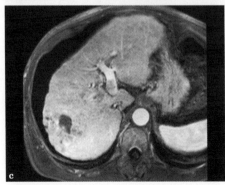

图 1-23a～c　弥漫性肝细胞癌侵及门静脉

a T2WI 肝右叶见多个相互融合的高信号结节；b 动脉期，可见部分强化的结节。c 门静脉期，强化部分造影剂退出呈低信号，其内可见更低的坏死区

1. 肝 脏

临床方面

> 典型表现

在明确肝硬化或慢性肝炎后的较长一段时间内常无临床症状；可出现肝大并可触及肿块，脾大、腹痛（60%～95%）、体重减轻（35%～70%）、食欲减退（25%）、AFP增高（敏感性为70%～80%，特异性为90%）。

> 治疗选择

主要取决于肿瘤的大小和位置及其他合并症的严重程度；仅仅20%的病例可能选择外科手术，包括手术切除或肝移植；可也行经动脉栓塞或化疗；射频消融治疗。

> 病程与预后

未治疗者生存通常不超过1年；早期诊断及积极的治疗可以较好的改善预后情况；肝移植后5年生存率为60%～75%，手术切除为40%～50%，射频消融治疗为50%，经动脉化疗为5%～20%。

> 临床医生想要了解的内容

早期诊断、分期及除外假肿瘤。

鉴别诊断

肝局灶性结节增生	◇大多数呈显著的结节性强化
	◇病灶中心"瘢痕"可出现强化
	◇延迟期肝胆特异性造影剂有吸收
肝细胞腺瘤	◇多发生于长期使用激素的正常肝脏
	◇常常合并出血
肝海绵状血管瘤	◇花环状填充强化

	◇ T2WI 呈高信号
胆管癌	◇ 肝包膜凹陷为典型表现
	◇ 表现为延迟强化
	◇ 20% 的病例可见到钙化
	◇ 常常伴发远端胆管扩张
富血供的肝转移瘤	◇ 常为多发的小病灶

要点与盲点

由于肝结构紊乱肿瘤检出受限，影像检查的假阴性增高；因肝脏的再生结节、动脉门静脉瘘及不典型的血管瘤也常常造成检查的假阳性。

参考文献

Bhartia B et al. HCC in cirrhotic livers: double-contrast thin section MRI with pathologic correlation of explanted tissue. AJR 2003; 180: 577–584

Iannaccone R et al. Hepatocellular carcinoma: role of unenhanced and delayed phase multi-detector row helical CT in patients with cirrhosis. Radiology 2005; 234: 460–467

Szklaruk J et al. Imaging in the diagnosis, staging, treatment, and surveillance of hepatocellular carcinoma. AJR 2003; 180: 441–454

Valls C et al. Pretransplantation diagnosis and staging of hepatocellular carcinoma in patients with cirrhosis: value of dual-phase helical CT. AJR 2004; 182: 1011–1017

纤维板层肝细胞癌

定义

肝细胞癌的一种特殊类型，常常发生于正常肝脏中。以肝癌细胞巢间出现大量平行排列的板层状纤维组织为特点，(60% 以上的病例)纤维间隔呈放射状伸向四周并分隔肿块，类似于局灶性结节样增生，常常为高分化，10%～20% 的病例可见到卫星结节。

➤ 流行病学

较少见的肝内原发恶性肿瘤，占所有肝细胞癌的 1%～9%(35% 以上的肝细胞癌发生于 50 岁以下，并且没有基础肝病)；患者平均年龄为 20～30 岁，无性别差异。

➤ 病因、病理生理及发病机制

一般没有基础肝病，也无明确的诱因。

影像学征象

➤ 优选方法

动态增强磁共振、CT 多期扫描

➤ 特征性表现

表现为较大的(5～20cm)、边界清楚的、富血供肿瘤，病灶内可见无血供纤维星状"瘢痕"；35%～55% 的病例合并坏死及钙化；肿瘤为无包膜的实性病灶；多为单发孤立性肿块，10%～15% 的病例可见卫星结节；一般不侵及血管；淋巴结转移常见(50%～70%)。

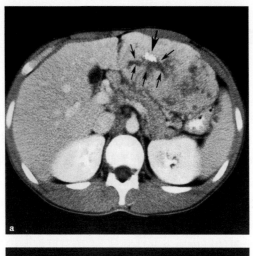

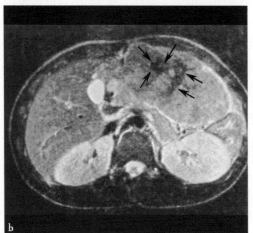

图1-24　纤维板层肝细胞癌

a CT增强，肝左叶肿瘤不均匀轻度强化，其内可见钙化（粗箭头）及"瘢痕"（细箭头）影。b T2WI，肿瘤外围有高信号的假包膜包绕，其内部可见不均匀的异质结构和低信号"瘢痕"影

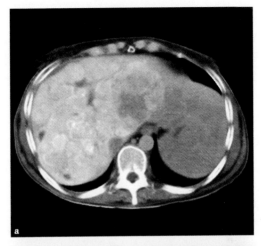

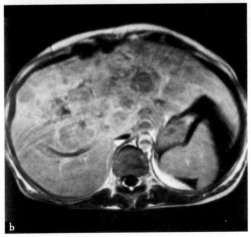

图 1-25a, b　纤维板层肝细胞癌
a CT 增强,肝右叶肿瘤呈部分结节样强化;b 平扫
T1WI,表现为不均匀的结节肿块影

➢ MRI 表现

T1WI 呈均匀的低信号，T2WI 呈不均匀的高信号；在所有序列上均可见低信号的"瘢痕"影；动脉期及门静脉期呈不均匀强化，"瘢痕"不强化，因此于增强晚期更容易显示；由于缺乏网状内皮系统，不出现 SPIO 吞噬现象。

➢ CT 表现

平扫肿瘤为稍低密度，病灶常可见钙化；动脉期及门静脉期呈不均匀的显著强化，病灶内纤维成分（瘢痕）不强化。

➢ 超声表现

表现为回声不均匀的团块，钙化易被发现，"瘢痕"呈高回声表现。

➢ 血管造影及核医学

目前已不使用。

临床方面

➢ 典型表现

巨大者可引起压迫感及上腹部疼痛，肝大并可触及肿块；体重减轻，黄疸少见，发生率为 5%；AFP 不升高；转氨酶常轻度增高。

➢ 治疗选择

可手术切除或肝移植；晚期可行辅助化疗治疗。

➢ 病程与预后

预后好于肝细胞癌；五年生存率为 67%。

➢ 临床医生想要了解的内容

排除其他富血供肿瘤及病变。

1. 肝　脏

鉴别诊断

肝局灶性结节增生	◇ 大多数呈显著的结节性强化
	◇ 病灶中心"瘢痕"可出现强化
	◇ 延迟期肝胆特异性造影剂有吸收
肝细胞腺瘤	◇ 继发于长期使用激素者
	◇ 多合并出血
肝海绵状血管瘤	◇ 花环状填充强化
	◇ T2WI 呈高信号
胆管癌	◇ 肝包膜凹陷为典型表现
	◇ 表现为延迟强化（10分钟）
	◇ 远端胆管扩张
肝细胞癌	◇ 多有肝硬化病史
	◇ 常侵犯血管
	◇ 钙化少见
	◇ AFP 升高
富血供的肝转移瘤	◇ 常为多发的小病灶

要点与盲点

易与肝局灶性结节增生混淆；病理活检组织要足够大，以免与肝局灶性结节增生等混淆；尽量不要在肝脏表面取活检组织。

参考文献

Ichikawa T et al. Fibrolamellar hepatocellular carcinoma: Pre- and posttherapy evaluation with CT and MR imaging. Radiology 2000; 217: 145–151

McLarney JK et al. Fibrolamellar carcinoma of the liver: radiologic-pathologic correlation. RadioGraphics 1999; 19: 453–471

Soyer P et al. CT of fibrolamellar hepatocellular carcinoma. J Comput Assist Tomogr 1991; 15: 533–538

胆管癌

定义

起源于胆管内皮的肝内肿瘤。

➤ 流行病学

占肝恶性肿瘤的 15%；20%～30% 的胆管癌表现为肝内生长；好发年龄为 50～60 岁，年轻人罕见。

➤ 病因、病理生理及发病机制

多见于原发性硬化性胆管炎及肝内胆管结石的患者；在亚洲，多继发于华支睾吸虫感染。

有三种生长方式：结节样外生型、胆管周围浸润型及胆管内息肉样增生（少见）；易合并淋巴结转移及侵犯大血管。

影像学征象

➤ 优选方法

动态增强磁共振、CT 多期扫描。

➤ 特征性表现

呈浸润性生长；常表现为肝内较大的肿瘤（直径 5～15cm），肿瘤远侧肝内胆管扩张，偶见沿胆管扩散；常出现肝包膜凹陷（特征性征象）；20% 的病例肿瘤可见钙化；肿瘤常常表现为延迟强化，并持续较长时间。

➤ CT 表现

平扫为低密度，可见结节或颗粒样钙化；动脉期可见较明显强化的晕；肿瘤在增强晚期呈不均匀强化，边界常

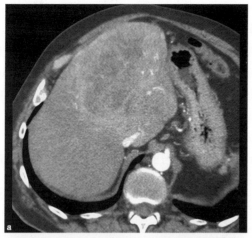

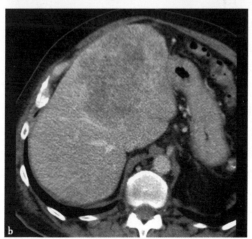

图 1-26a, b　胆管癌
CT 增强：动脉期及静脉期见巨大的乏血供的肿
块影

更加清晰。

> **MRI 表现**

T1WI 呈低信号或不均匀的信号；T2WI 呈稍高信号；T2WI 及 MRCP 可见局部胆管狭窄并远端扩张；病灶常表现为延迟强化或多种强化模式；SPIO 对比增强 T2WI 能够使病灶显示更清楚。

> **超声表现**

表现为回声不均匀的团块，常呈稍低回声（75%），也可见到等或高回声表现。

临床方面

> **典型表现**

腹痛、体重减轻、乏力及黄疸。

> **治疗选择**

手术切除；表现为管腔中心浸润生长的肿瘤可以行支架下胆管引流；肝移植手术效果不理想。

> **病程与预后**

预后较差，不足 20% 的患者可手术切除。

> **临床医生想要了解的内容**

除外肝细胞癌；肿瘤能否切除。

鉴别诊断

纤维板层肝细胞癌	◇ 大多表现为合并坏死及钙化的巨大肿瘤
	◇ 肿瘤内"瘢痕"影于 T2WI 呈低信号而且无强化

肝细胞癌	✧ 多有肝硬化病史
	✧ 常侵犯血管
	✧ AFP 升高
肝转移瘤	✧ 常无胆汁淤积
	✧ 常无延迟强化表现
泡状肝棘球蚴	✧ 病灶常可见到大小不等的囊肿

要点与盲点

不能够获得增强晚期 5～10 分钟的延迟图像。

参考文献

Lim JH et al. Cholangiocarcinoma: morphologic classification according to growth pattern and imaging findings. AJR 2003; 181: 819–927

Loyer EM et al. Hepatocellular carcinoma and intrahepatic peripheral cholangiocarcinoma: enhancemant patterns with quadruple phase helical CT—a comparative study. Radiology 1999; 212: 866–875

Soyer P. Imaging of intrahepatic cholangiocarcinoma: Peripheral cholangiocarcinoma. AJR 1995; 165: 1427–1431

肝转移瘤

定义

➢ 流行病学

最常见的肝内恶性肿瘤，是肝内原发肿瘤的 20 倍。

➢ 病因、病理生理及发病机制

可经体循环及门静脉转移而来，最常见的原发肿瘤为肺癌、乳腺癌、胃肠道肿瘤、胰腺癌、黑色素瘤及肉瘤。

影像学征象

➢ 优选方法

超声、CT 及 MRI

➢ 特征性表现

单发或多发，病灶常常随原发性肿瘤的不同而表现为富血供或乏血供；也会伴发淋巴结及其他器官转移，很少呈弥漫性播散；多发性转移时可引起肝大。

➢ 超声表现

病灶通常表现为低回声，高回声较少见；病灶周围偶见低回声的晕环；囊性肿瘤的转移可呈囊性改变。超声造影还可为血管化情况的评价提供高分辨率的实时的图像；在 CT 和 MRI 不能作为初步检查的恶性肿瘤（例如乳腺癌、黑色素瘤）中，超声可作为首选检查方法。

➢ CT 表现

平扫显示肿瘤与正常肝组织的界限模糊，乏血供的转移瘤增强表现为低密度,常有一高密度环,呈现晕征;富血供的转移瘤在动脉期呈显著强化;胸腹部肿瘤的分期应行肝脏检查。

➤ MRI 表现

T1WI 呈低或等信号,T2WI 呈中度至高信号;神经内分泌肿瘤的转移在 T2WI 呈极高信号影,类似于囊肿或血管瘤;乏血供的转移瘤中央呈低信号,外周有一稍高信号的晕环;富血供的转移瘤在动脉期呈显著强化;肝胆特异性造影剂增强后,表现为仅正常肝组织的晚期强化;应用 SPIO 对比增强正常肝组织强化,但转移瘤因无网状内皮组织而不出现强化。

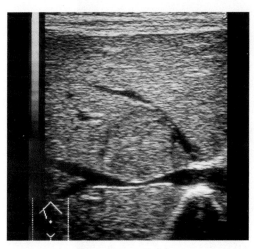

图 1-27 肝转移瘤
超声检查:支气管肺癌肝转移,表现稍低回声,肝静脉受压

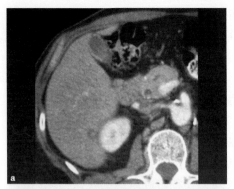

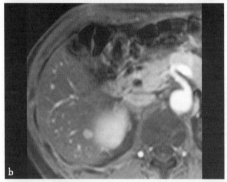

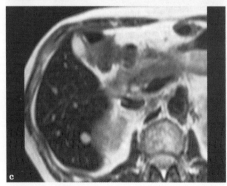

图 1-28a ~ c　肝右叶小转移瘤
a CT 增强,肿瘤中央强化。b MR 增强,肿瘤均匀增强。c SPIO 增强 T2WI,肿瘤呈高信号

➢ PET 及 PET-CT

FDG 摄取增高；小于 1cm 的肿瘤诊断准确度受限。

临床方面

➢ 典型表现

症状无特异性，表现为体重减轻、乏力、黄疸；转氨酶、胆红素、碱性磷酸酶及 LDH 轻度增高。

➢ 治疗选择

单发者可行手术切除（5% 的病例）或射频消融；神经内分泌肿瘤的转移可经动脉介入化疗；弥漫性转移可行全身化疗。

➢ 病程与预后

预后较差；并依赖于基础病变情况。

➢ 临床医生要了解的内容

病灶的数量、部位及大小。

鉴别诊断

肝海绵状血管瘤	◇ 花环状填充强化
	◇ T2WI 呈极高信号
肝囊肿	◇ 肿瘤不强化
	◇ T2WI 呈极高信号
肝脓肿	◇ 常有厚壁或较厚的晕
	◇ 发热

要点与盲点

CT 上较小的肝脏病灶在有恶性疾病的患者中经常被

诊断为转移瘤（直径小于 1.5cm 的局灶性结节中 50% 是良性的）；在不恰当的增强期相上显示富血供的转移瘤是常见的错误。

参考文献

Jones EC et al. The frequency and significance of small (less than or equal to 15 mm) hepatic lesions detected by CT. AJR 1992; 158: 535–539

Larsen RE et al. Hypervascular malignant liver lesions: comparison of various MR imaging pulse sequences and dynamic CT. Radiology 1994; 192: 393–399

Ward J et al. Liver metastases in candidates for hepatic resection: comparison of helical CT and Gadolinium- and SPIO-enhanced MRI. Radiology 2005; 237: 170–180

肝淋巴瘤

定义

> 流行病学

原发肝脏淋巴瘤罕见，占结外淋巴瘤的 0.4%～1%；平均发病年龄 50～60 岁，男性多见；肝脏是恶性淋巴瘤最常见的侵犯部位（5%～10% 的霍奇金病，15%～40% 的非霍奇金淋巴瘤）。

> 病因、病理生理及发病机制

多见于器官移植及艾滋病患者。

影像学征象

> 优选方法

MRI、CT

> 特征性表现

原发性淋巴瘤：边界清楚，常单发，较大的肿瘤中央常合并坏死及纤维化，很少出现弥漫性播散。

继发性淋巴瘤：肝大，弥漫性浸润生长或呈多发结节，见于霍奇金氏病或非霍奇金淋巴瘤。

> MRI 表现

T1WI 呈低信号或等信号，T2WI 呈高信号；应用钆造影剂呈轻度强化，应用 SPIO 对比增强病灶无摄入。

> CT 表现

平扫呈稍低密度；对比增强后富血供或乏血供肿瘤均

可见到，肿瘤中央可见轻度强化的纤维化或坏死区；弥漫性病变由于肝脏的脂肪浸润致强化普遍降低。

> 超声表现

常表现为低或无回声团块。

> PET

FDG摄取显著增高；

临床方面

> 典型表现

临床症状无特异性，可出现上腹疼痛、肝大；50%的病例出现全身症状（发热、盗汗及体重减轻）；AFP很少增高；转氨酶常轻度增高。

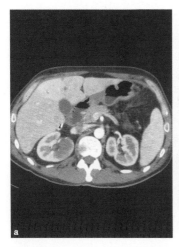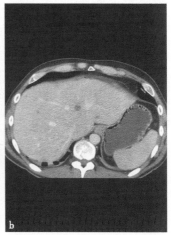

图1-29a，b 肝及右肾淋巴瘤
CT检查：动脉期及门静脉期见小的低密度病灶

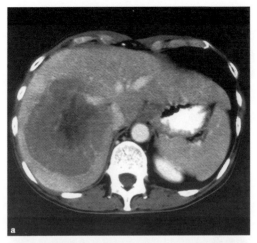

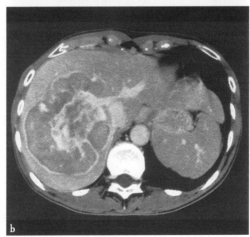

图 1-30a, b 肝脏淋巴瘤

增强检查：较大的、低密度的肝脏淋巴瘤，中央区域出现奇异的强化模式

➤ 治疗选择

单发者可行手术切除,也可采用化疗及放射治疗。

➤ 病程与预后

合并免疫抑制的病人预后较差; 平均生存时间为 1.5 年。

➤ 临床医生想要了解的内容

排除其他肿瘤。

鉴别诊断

肝局灶性结节增生	◇ 显著的结节样强化
	◇ 病灶中心"瘢痕"可出现强化
	◇ 延迟期肝胆特异性造影剂有吸收
肝细胞腺瘤	◇ 血供丰富的肿瘤
	◇ 多继发于长期服用激素者
肝细胞癌	◇ 多有肝硬化病史
	◇ 富血供病变,快速退出
	◇ AFP 升高
肝转移瘤	◇ 有原发病史
肝脂肪浸润	◇ 反相位 T1WI 信号减低(GE 公司正反相位序列)

要点与盲点

影像表现可与肝细胞癌混淆; 活检亦可误诊为低分化的肿瘤。

参考文献

Fukuya T et al. MRI of primary lymphoma of the liver. J Comput Assist Tomogr 1993; 17: 596–598

Gazelle GS et al. US, CT, and MRI of primary and secondary liver lymphoma. J Comput
　　Assist Tomogr 1994; 18: 412–415

Kelekis NL et al. Focal hepatic lymphoma: magnetic resonance demonstration using
　　current techniques including gadolinium enhancement. Magn Reson Imaging 1997;
　　15: 625–636

Budd-Chiari 综合征

定义

因静脉血栓引起血流受阻导致的肝瘀血改变。

➢ 流行病学

临床罕见，可发生于任何年龄，女性稍多于男性。

➢ 病因、病理生理及发病机制

常特发性起病，常见病因为凝血障碍、妊娠、口服避孕药、感染及癌栓形成；血管阻塞常位于下腔静脉、大的肝内静脉或小叶中心静脉而产生静脉阻塞性疾病，可分为全部的、段的、亚段的闭塞，由于下腔静脉或肝静脉阻塞使得门静脉血流缓慢或反流，而引起肝血窦压力增高。

影像学征象

➢ 优选方法

超声、MRI 及 CT。

➢ 特异性表现

腹水，尾状叶肥大（由于尾状叶常常有独立的静脉回流），肝脏外周部分不断的萎缩；肝内可出现再生结节及发育不良结节；出现侧支循环。

➢ MRI 表现

急性期：

肝实质外周部分 T1WI 呈低信号，T2WI 呈高信号（水肿所致）；增强后肝实质外周部分呈轻度强化；腹水。

亚急性期

增强后肝实质外周部分呈不均匀强化。

慢性期：

肝实质外周部分 T1WI、T2WI 均呈低信号（纤维化所致）；对比增强后，肝实质外周部分与中央部分强化显著不同；尾状叶明显肥大；侧支循环明显；再生结节及发育不良结节在 T1WI 呈高信号，在 T2WI 呈中等至低信号，结节在动脉期强化。

➢ CT 表现

急性期：

肝脏弥漫增大而密度减低；下腔静脉及肝内静脉内高

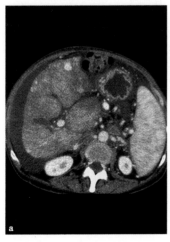 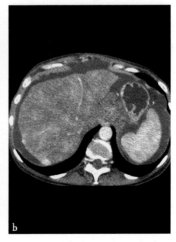

图 1-31a，b Budd-Chiari 综合征
CT 检查：动脉期及门静脉期肝实质呈不均匀斑片状强化，但是整体密度减低，孤立性再生和（或）发育不良结节显著强化。尾状叶增大及腹水

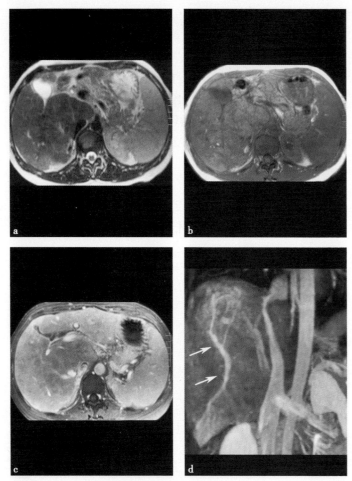

图 1-32a ~ d Budd-Chiari 综合征

MRI 检查：a 平扫 T2WI，因瘢痕形成致肝实质信号不均匀，尾状叶明显增大。b 平扫 T1WI，类同于 T2WI。c 增强检查，可见小的低信号结节，尾状叶明显增大。d 血管重建，下腔静脉在合流处受压；正常的肝静脉未显示，而是被侧支静脉（箭头所示）所替代密度急性栓子使管腔变窄；对比增强肝实质呈不均匀斑片样强化；尾状叶显著强化；肝实质外周部分强化相对不显著。

亚急性期

肝实质外周部分明显强化。

慢性期：

尾状叶不断肥大，而肝实质外周部分萎缩；可见较大的、动脉期强化的再生结节；出现侧支循环。

> 超声表现

彩色多普勒可以显示无血流的狭窄肝静脉；因肝内静脉出现侧支循环，肝静脉内可见"反流"，门静脉内可见缓慢的离肝性血流，肝动脉压力指数 RI 大于 0.75。

> 肝静脉造影

肝静脉闭塞，目前不再应用于诊断。

临床方面

> 典型表现

严重的上腹部疼痛、呕吐、肝大、腹水、轻度黄疸，病程常隐匿。

> 治疗选择

治疗凝血障碍，行 TIPS 术，严重者需行肝移植。

> 病程与预后

取决于静脉的闭塞程度，栓子完全阻塞静脉可致肝衰竭，门脉高压可造成食管静脉扩张破裂出血。

> 临床医生想要了解的内容

病因及病变严重程度。

鉴别诊断┤- -

　　肝硬化　　　　　　　◇ 有明确的病史（酗酒、肝炎及胆管炎）

　　　　　　　　　　　　◇ 慢性病程

　　　　　　　　　　　　◇ 可见肝静脉血流通畅

　　　　　　　　　　　　◇ 脾大

要点与盲点┤- -

　　常对疾病严重程度评估不足。

参考文献

Brancatelli G et al. Benign regenerative nodules in Budd–Chiari syndrome and other vascular disorders of the liver. Radiologic-pathologic and clinical correlation. RadioGraphics 2002; 22: 847–862

Kane R et al. Diagnosis of Budd–Chiari syndrome: comparison between sonography and MR angiography. Radiology 1995; 195: 117–121

Noone TC et al. Budd–Chiari syndrome: spectrum of appearances of acute, subacute, and chronic disease with magnetic resonance imaging. J Magn Reson Imaging 2000; 11: 44–50

急性肝出血

定义

➢ 流行病学

临床罕见但可危及生命的紧急状态。

➢ 病因、病理生理及发病机制

伴有或不伴有基础肝病的外伤血肿；自发性出血常见以下原因：肿瘤（如肝腺瘤、肝细胞癌或巨大肝海绵状血管瘤）、血管畸形（Osler-Weber-Rendu 病、特发性动脉瘤、结节状动脉周围炎）、凝血障碍及子痫前期的 HELLP 综合征。

影像学征象

➢ 优选方法

CT、超声。

➢ 特征性表现

肝脏体积增大，肝实质及肝包膜下可见液体聚积，肝周区域最常见；肝实质内可见渗漏的造影剂；肝实质的撕裂（常见外伤血肿）。

➢ CT 表现

急性血肿呈高密度，慢性血肿呈低密度；外伤所致的肝破裂较易发现，尤其在增强后；急性血肿可见渗漏的造影剂；如果是肿瘤破裂引起的出血，原发肿瘤常很难显示。

➢ MRI 表现

MRI 检查因时间较长，出血严重的病例一般不采用此

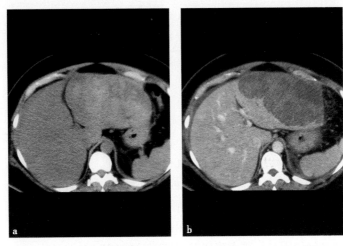

图 1-33a, b 肝左叶广泛出血

a 平扫 CT 出血为稍高密度影。b 增强扫描血肿界限显示清晰，出血的病因通过图像无法明确

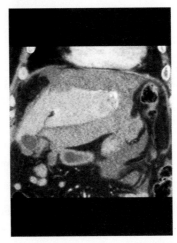

图 1-34 肝细胞癌所致的自发性肝周出血

检查方式；在腹痛患者的检查中，偶可发现一些小的出血灶；血肿的信号强度取决于出血的时间，急性血肿在 T1WI 上呈高信号。

> 超声表现

新鲜出血为无回声，24 小时后血肿为强回声，4～5 天后血肿为低回声，数周后血肿区可见分隔。

> 血管造影

明确血液外渗；可行治疗性血管造影。

临床方面

> 典型表现

急性疼痛，急性失血性表现，包括低血容量休克。

> 治疗选择

经动脉介入栓塞治疗或外科手术修复。

> 病程与预后

取决于基础病变情况及出血严重程度，出血破入腹腔者死亡率升高。

> 临床医生想要了解的内容

出血的范围；出血是否破入腹腔；介入治疗的可行性。

鉴别诊断

肝细胞癌	◇ 常有肝硬化病史
	◇ AFP 升高
肝细胞腺瘤	◇ 常见于长期服用避孕药的年轻女性
HELLP 综合征	◇ 先兆子痫的一个类型
血管性疾病	◇ 偶见于动脉瘤

◇ 粗大的动脉

凝血障碍　　　　◇ 血小板数量减低

◇ 凝血功能不全

◇ 反复出现出血

要点与盲点

腹腔内出血可误诊为腹水。

参考文献

Casillas VJ et al. Imaging of nontraumatic hemorrhagic hepatic lesions. RadioGraphics 2000; 20: 367–388

Flowers BF et al. Ruptured hepatic adenoma: a spectrum of presentation and treatment. Am Surg 1990; 56: 380–384

Pretorius ES et al. CT of hemorrhagic complications of anticoagulant therapy. J Comput Assist Tomogr 1997; 21: 44–51

2. 胆囊和胆管

双胆囊

定义

- ➤ 流行病学

  罕见的胆囊发育异常,尸检发病率为 1 : 4000。

- ➤ 病因、病理生理及发病机制

  先天畸形,有两种存在形式:

  胆囊原基的分裂,双胆囊通过共同的胆囊管汇合,并形成隔膜胆囊或"Y"型双胆囊。

  双胆囊原基产生双胆囊及附属管道,双胆囊通过其各自的胆囊管分别开口于胆总管(50%),或其中一胆囊开口于右肝管或左肝管(少于 5%)。

影像学征象

- ➤ 优选方法

  超声、MRCP。

- ➤ 特征性表现:

  两个胆囊,常常互相平行排列;副胆囊常包埋在肝内。

- ➤ 超声表现

  可探查到两个胆囊影;胆囊管开口常无法探及。

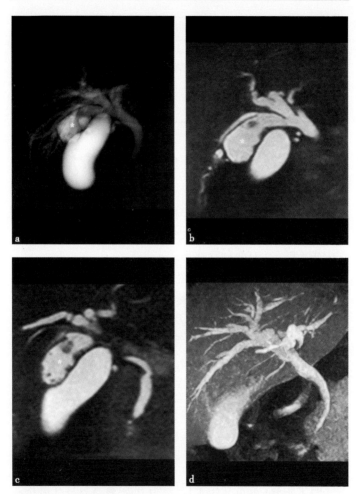

图 2-1a ~ d 双胆囊

MRI 检查: a RARE 序列, 正常胆囊与副胆囊(*)经右肝内胆管相交通; b, c 在 MIP(HASTE)图像, 显示副胆囊起源于右肝管, 其内可见结石影; d 锰 -DPDP 增强仅显示正常胆囊及肝内外胆管充盈

➢ MRCP 表现

可见两个胆囊影,胆囊管显示清晰;肝胆对比剂增强后,T1WI 可清楚显示畸形胆囊与胆道系统相交通情况。

➢ ERCP/PTC 表现

可清晰显示发育畸形情况,但作为有创的检查方法临床已很少使用。

临床方面

➢ 典型表现

胆囊切除术后胆道系统异常表现仍持续存在,或仅在行 CT 或 MRI 检查时偶然发现。

➢ 治疗选择

可行胆囊切除术。

➢ 病程与预后

良性疾病预后较好。

➢ 临床医生想要了解的内容

是否合并胆囊结石,双胆囊及畸形的类型的术前依据。

鉴别诊断

肝囊肿	✧ 呈球形
	✧ 与胆管系统不形成交通
胆总管囊肿(Ⅱ型)	✧ 两者较难鉴别

要点与盲点

常误诊为囊肿,特别是在胆囊切除术后。

参考文献

Goiney RC et al. Sonography of gallbladder duplication and differential considerations. AJR 1985; 145: 241-243

Hishinuma M et al. Double gallbladder. J Gastroenterol Hepatol 2004; 19: 233-235

Milot L et al. Double gallbladder diagnosed on contrast-enhanced MR cholangiography with mangafodipirtrisodium. AJR 2005; 184: S88-S90

胆结石

定义

> 流行病学

发病率为 10%～15%，有临床症状的胆结石患者约 10% 合并胆管结石；危险因素包括：体重超标（肥胖）、女性、多胎妊娠、40 岁以上中年人、遗传倾向、糖尿病及胆汁酸吸收不良。

> 病因、病理生理及发病机制

胆固醇增高和（或）胆汁酸及磷脂降低可导致微晶体形成，胆囊收缩动度降低及感染也可促进结石形成。结石大小一般为 1～20mm，含胆红素及钙盐的胆固醇结石占结石的 80%，单纯胆固醇结石占 10%，胆色素结石占 10%。胆管结石常来源于胆囊；仅棕色素结石在胆管内自发形成（由于管道狭窄或结构异常）。

影像学征象

> 优选方法

超声、CT（有并发症时）、MRCP（胆管内结石）。

> 特征性表现

胆囊结石：邻近胆囊壁的腔内球形结构，可随体位活动。

胆管结石：胆管内的球形结构，可有或无胆管阻塞。

胆系结石的并发症：可出现胆囊积液、急性胆囊炎和胆管炎、胆囊穿孔、梗阻性黄疸及急性胰腺炎。

➢ 超声表现

结石表现为强回声团,常伴随后方声影;胆管结石较难探及,10% 结石不伴随后方声影;对于胆管扩张的诊断准确性较高。

➢ MRI 表现

T2WI 及 MRCP 胆囊及胆管内见低信号的充盈缺损;小于 3mm 的结石 MRI 检查不佳;由于结石的影响很难对梗阻的性质进行准确的判断。在某些病例,锰剂或肝胆特异性造影剂的增强 T1WI,胆管更容易观察;

➢ CT 表现

CT 图像上结石的密度多样,可表现为脂肪样密度、软

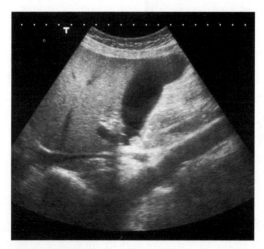

图 2-2 胆囊结石

超声检查:胆囊漏斗部见一不伴声影的小结石(患者坐位时移至胆囊底部)

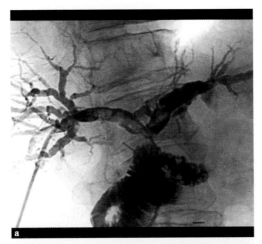

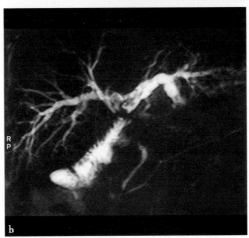

图 2-3a, b　胆道 - 胃肠道吻合术后
a PTC 在吻合口前方的左右胆管内可见多个结石
影；b MRCP 结石表现为充盈缺损

组织密度及钙化样密度影；75%～85% 的结石都由于含有足够的氧化钙而易与胆管相辨别；薄层 CT 和胆管 CT 重建都有利于胆管结石的诊断；结石可引起胆管阻塞，增强后可见胆管壁的环形强化；在某些病例，应用肝胆特异性造影可发现无钙化的阴性结石（CT 胆道造影）。

➤ **ERCP 表现**

胆管内出现充盈缺损；有临床症状的胆管结石病例可行治疗性 ERCP。

➤ **超声内镜表现**

对发现胆管结石较敏感，但不能在检查同时取石。

临床方面

➤ **典型表现**

餐后压迫感，常发生于特定饮食后（如含脂肪较多的食物和咖啡）的上腹部钝痛；常常由于一过性胆囊管梗阻而引发胆绞痛；右上腹部轻压痛，胆管结石所致的胆道梗阻可引起胆管炎，特征性表现为胆绞痛、黄疸、呕吐及发热。

➤ **治疗选择**

有临床症状的胆囊结石可行胆囊切除术；胆管结石可行内窥镜取石；而当内窥镜无法进入结石区时，可行经皮穿刺引流及取石术（例如：经皮穿刺胆道内窥镜和接触碎石）。

➤ **病程与预后**

15%～20% 的胆囊结石患者可出现临床症状，合并并发症死亡率不超过 1%。

➤ **临床医生想要了解的内容**

胆管内是否有结石；是否合并并发症。

鉴别诊断

肿瘤性梗阻	◇ 胆管扩张明显
	◇ 有些肿瘤可引起胰管明显扩张
	◇ 能直接观察到肿瘤（如胰腺、胆管及 Vater 乳头肿瘤）
缩窄性乳头炎	◇ 无肿瘤存在
	◇ 胰管正常或轻度扩张
	◇ 临床症状呈慢性表现
	◇ 胆管常逐渐变窄
原发性硬化性胆管炎	◇ 肝内、外胆管呈串珠样改变
	◇ 肝脏纤维化改变
胆管乳头状瘤	◇ 胆管内可见多发的小息肉
	◇ 肿瘤可轻度强化
	◇ 肿瘤不随体位移动
葡萄状肉瘤	◇ 发生于儿童的罕见肿瘤
	◇ 呈葡萄串样充盈缺损
	◇ 肿瘤无钙化

要点与盲点

根据预先评估有无胆管结石的可能性来选择有效的检查方法（ERCP 的诊断准确性较高，而 MRCP 的诊断准确性较低）。

参考文献

Aubé C et al. MR cholangiopancreatography versus endoscopic sonography in suspected common bile duct lithiasis: a prospective, comparative study. AJR 2005; 184: 55–62

Kim HC et al. Multislice CT cholangiography using thin-slab minimum intensity projection and multiplanar reformation in the evaluation of patients with suspected biliary obstruction: preliminary experience. Clin Imaging 2005; 29: 46-54

Soto JA et al. Detection of choledocholithiasis with MR cholangiography: comparison of three-dimensional fast spin-echo and single and multi-section half-Fourier rapid acquisition with relaxation enhancement sequences. Radiology 2000; 215: 737-745

胆固醇性胆囊息肉

定义

胆囊壁的非肿瘤性、非炎性的息肉样病变。

➢ 流行病学

为最常见的一种胆囊壁息肉样病变,通常为多发,多见于40~50岁的女性。

➢ 病因、病理生理及发病机制

胆固醇性息肉形成与弥漫型胆固醇沉着症("草莓样"胆囊)表现完全不同,息肉性改变为被正常上皮所覆盖的内含胆固醇的巨噬细胞;息肉性病变可脱落且移动而形似结石;仅有少部分病例合并胆囊结石。

影像学征象

➢ 优选方法

超声

➢ 特征性表现

胆囊壁上小的圆形息肉,有时可见到短蒂,大小通常为5~7mm,很少有超过10mm者,常多发。

➢ 超声表现

表现为胆囊壁上明显的强回声结节,一般不伴声影,偶见不连续的声影;不随体位移动;较大的息肉往往并非呈一致性实质改变,常常可见显著致密的病灶部分。

87

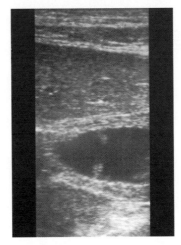

图 2-4 胆固醇息肉
超声检查：胆囊壁可见低回声的息肉样病变

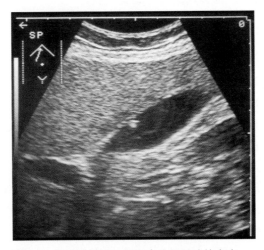

图 2-5 胆囊前壁见一强回声的胆固醇性息肉

> MRCP 表现

胆囊腔内息肉样充盈缺损。

> CT 表现

由于胆汁及胆固醇息肉常常等密度，所以 CT 上常常较难发现病变。

临床方面

> 典型表现

常无临床症状。

> 治疗选择

一般不需要治疗。

> 病程与预后

良性病变预后较好。

> 临床医生要了解的内容

除外肿瘤性息肉。

鉴别诊断

胆囊腺瘤	◇ 常超过 7~8mm
	◇ 多为单发
	◇ 腺瘤表面常表现为菜花状
小的胆囊结石	◇ 随体位移动
胆囊腺癌	◇ 常较大
	◇ 胆囊壁不均匀增厚

要点与盲点

可误诊为腺瘤而行不必要的胆囊切除术。

89

参考文献

Levy AD et al. Benign tumors and tumorlike lesions of the gallbladder and extrahepatic bile ducts: Radiologic-pathologic correlation. RadioGraphics 2002; 22: 387–413

Owen CC et al. Gallbladder polyps, cholesterolosis, adenomyomatosis, and acute acalculous cholecystitis. Semin Gastrointest Dis 2003; 14: 178–188

Sugyama M et al. Large cholesterol polyps of the gallbladder: diagnosis by means of US and endoscopic ultrasound. Radiology 1995; 42: 800–810

胆囊腺瘤

定义

一种胆囊壁的息肉样肿瘤性病变。

➤ 流行病学

为最常见的胆囊良性肿瘤，常为单发；家族性息肉病及 Peutz-Jeghers 综合征常合并胆囊及胆管腺瘤；女性多见。

➤ 病因、病理生理及发病机制

常合并胆囊结石及胆囊炎（> 50% 病例），似乎也遵循腺瘤 - 腺癌的发展顺序，恶变倾向与肿瘤大小相关。

影像学征象

➤ 优选方法

超声。

➤ 特征性表现

源于胆囊壁的、有蒂的或宽基底的息肉病变，表面光滑或呈菜花状，很少有超过 2cm 者，10% 呈多发表现。

➤ 超声表现

中等回声的息肉样团块，不伴声影，不随体位移动。

➤ MRI 及 MRCP 表现

胆囊腔内息肉样充盈缺损，可强化。

➤ CT 表现

胆囊腔内的、等密度或软组织密度的息肉样充盈缺损，可强化。

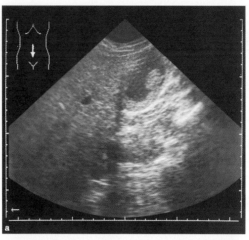

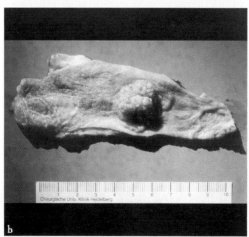

图 2-6a, b　胆囊腺瘤
超声检查：a 胆囊腔内见一息肉样团块；b 手术标本

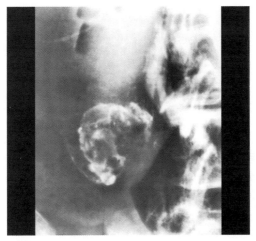

图 2-7 胆囊腺瘤

ERCP 检查：胆囊底可见不规则的充盈缺损影（腺瘤），瘤体直径近 3cm，合并胆囊结石

➢ ERCP

目前已不作为首选检查方法。

临床方面

➢ 典型表现

常无临床症状。

➢ 治疗选择

如病变超过 1cm 因恶变可能增加可行胆囊切除术。

➢ 病程与预后

良性腺瘤通过胆囊切除可完全治愈，恶性者预后取决于肿瘤分期。

> 临床医生想要了解的内容

除外息肉样胆囊胆固醇沉着症。

鉴别诊断

胆固醇性胆囊息肉 　◇ 通常不超过 7～8mm

　　　　　　　　　　◇ 常为多发

　　　　　　　　　　◇ 偶见不连续的声影

胆囊阴性结石 　　　◇ 随体位移动

异型病变 　　　　　◇ 偶有临床症状（在胃腔或胰腺组织）

　　　　　　　　　　◇ 形态上无法区别

胆囊脂肪瘤 　　　　◇ CT 及 MRI 可见到脂肪影

要点与盲点

可误诊为胆囊胆固醇沉着症。

参考文献

Brambs HJ et al. Großes Adenom der Gallenblase. Fortschr Röntgenstr 1986; 145: 475–477

Furukawa H et al. CT evaluation of small polypoid lesions of the gallbladder. Hepatogastroenterology 1995; 42: 800–810

Levy AD et al. Benign tumors and tumorlike lesions of the gallbladder and extrahepatic bile ducts: Radiologic-pathologic correlation. RadioGraphics 2002; 22: 387–413

胆囊腺肌增生症

定义

特发性、非炎性、非肿瘤性的胆囊壁增厚。

> 流行病学

常偶见于 40～50 岁的中年人，儿童罕见，无性别差异，发病率为 2%～5%。

> 病因、病理生理及发病机制

通常认为是胆囊腔内压力的增高导致胆囊壁增厚，就像结肠憩室病造成的结肠壁增厚和憩室形成一样；是胆囊增生病的一种类型；病变病理上可为黏膜增生、肌层增厚及憩室形成（扩大的罗-阿氏窦）；有三种表现形式：弥漫型、节段型（环形）、局限型（腺肌瘤，常常在胆囊底部）。

影像学征象

> 优选方法

超声、MRCP

> 特征性表现

局限性或弥漫性胆囊壁增厚；轮廓光滑；胆囊壁可见小的囊性改变；胆囊收缩能力不变或增高。

> 超声表现

局限性或弥漫性的胆囊壁增厚，呈强回声或低回声；脂餐实验后胆囊明显收缩。

➤ MRI 及 MRCP 表现

增厚的胆囊壁内成排的憩室形成串珠样胆囊（弥漫型）；壁环形增厚及腔内狭窄形成沙漏样胆囊（节段型）；胆囊底部息肉样充盈缺损（局限型）；增强后于动脉期可见黏膜明显强化。

➤ CT 表现

胆囊壁局限性或弥漫性增厚；轮廓光滑；壁各层显示清楚。

➤ 口服胆囊造影及 ERCP

表现同 MRCP。

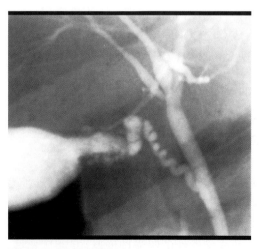

图 2-8 胆囊腺肌增生症
ERCP 检查：胆囊 Rokitansky-Aschoff 窦造影剂充盈而形成串珠样改变，以及胆囊漏斗部管腔狭窄

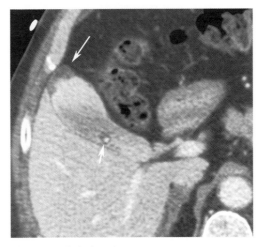

图 2-9 胆囊底腺肌瘤
CT 检查：病变轮廓光滑（长箭头），胆囊内可见一
小结石（短箭头）

临床方面

➤ 典型表现

常无临床症状；右上腹隐痛；偶尔会由于肌肉组织过
度增生出现持续性的胆绞痛。

➤ 治疗选择

有临床症状者可行胆囊切除术。

➤ 病程与预后

良性疾病预后较好。

➤ 临床医生想要了解的内容

除外慢性胆囊炎及胆囊癌；了解胆囊的收缩能力。

鉴别诊断

胆囊癌	◇ 胆囊壁不均匀增厚，轮廓不规则
	◇ 早期易侵犯肝脏
慢性胆囊炎	◇ 常有胆囊结石的典型临床征象
	◇ 无憩室形成

要点与盲点

可误诊为胆囊癌。

参考文献

Brambs HJ et al. Sonographisches Bild der Adenomyomatose der Gallenblase. Fortschr Röntgenstr 1990; 153: 633–636

Haradome H et al. The pearl necklace sign: an imaging sign of adenomyomatosis of the gallbladder at MRCP. Radiology 2003; 227: 80–88

Yoshimitsu K et al. MR diagnosis of adenomyomatosis of the gallbladder and differentiation from gallbladder carcinoma: importance of showing Rokitansky–Aschoff sinuses. AJR 1999; 172: 1535–1540

急性胆囊炎

定义

> 流行病学

女性多见，起始发病年龄一般在 25～30 岁，儿童及青少年罕见，约有 20% 的结石病人 20 年内都可出现临床症状。

> 病因、病理生理及发病机制

超过 90% 病因为胆囊结石；70% 继发于细菌感染；对于未合并结石的胆囊炎症也可能继发于局部缺血及继发感染，尤其是重症病人；机会性胆囊感染主要见于有免疫缺陷的病人。

影像学征象

> 优选方法

超声是首选检查手段，如病情复杂可选用 CT。

> 特异性表现

胆囊壁增厚；胆囊漏斗部结石嵌顿；胆囊增大呈球形；在无并发症时，胆囊壁完整；坏疽性炎症可造成胆囊壁不规则增厚；不合并结石者胆囊壁可变薄；穿孔可造成胆囊周脓肿；气肿性胆囊炎，壁内可见到气体。

> 超声表现

胆囊壁弥漫性增厚（>4mm），呈多层改变，胆囊区触痛明显（Murphy 征）；胆囊腔内胆汁透声性差，回声不均，呈膜状或其他回声表现；胆囊周围可出现液性暗区。

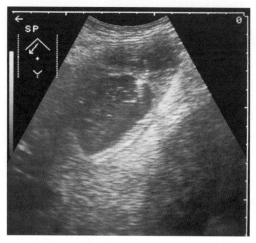

图 2-10 急性胆囊炎
超声检查：由于胆囊水肿，胆囊壁增厚、分层

➢ CT 表现

胆囊壁局限性或弥漫性增厚；胆囊增大，周围可出现水肿及液体聚积；胆囊壁强化增高，可出现脓肿；炎性可侵及肝脏；当侵及十二指肠或结肠时，萎缩的胆囊及胆管内可见气体影；当巨大结石侵及并进入小肠肠管可造成回肠末端的结石性肠梗阻。

➢ MRI 表现

胆周水肿在 T2WI 呈高信号；胆囊壁可强化。

➢ 核医学

目前已不使用。

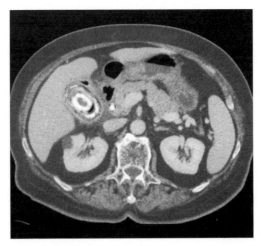

图 2-11 急性胆囊炎
CT 检查：胆囊穿孔侵及十二指肠（胆囊腔内可见气体）

临床方面

➤ 典型表现

右上腹急性、持续性的胆绞痛；恶心、呕吐及低热；右上腹胆囊区触痛明显；实验室检查炎性指标增高。

➤ 治疗选择

抗感染治疗；较早选择胆囊切除术。

➤ 病程与预后

一般较轻，急性感染病程一般持续 1 周，1/3 未经治疗的患者可出现并发症；病死率低于 1%。

➤ 临床医生想要了解的内容

上腹疼痛的原因及急性感染的严重程度。

鉴别诊断

肾结石   ◇ 结石位于肾盏、肾盂及输尿管内，常合并尿路梗阻

急性胰腺炎   ◇ 胰周有液体聚积

右结肠憩室炎   ◇ 结肠壁局限性增厚，周围炎性浸润和（或）脓肿形成

要点与盲点

可误诊为胆囊肿瘤。

参考文献

Bennett GL et al. Ultrasound and CT evaluation of emergent gallbladder pathology. Radiol Clin North Am 2003; 41: 1203–1216

Gore RM et al. Imaging benign and malignant disease of the gallbladder. Radiol Clin North Am 2002; 40: 1307–1323

Yusoff IF et al. Diagnosis and management of cholecystitis and cholangitis. Gastroenterol Clin North Am 2003; 32: 1145–1168

胆囊癌

定义

> 流行病学

胃肠道第五位常见的肿瘤,年轻人少见,患者年龄通常大于 50 岁,女性多见,为男性 3～5 倍,偶见于胆囊切除术(1%～3%)。

> 病因、病理生理及发病机制

合并结石的"瓷"胆囊及慢性胆囊炎病例有较高的癌变风险;早期易向肝脏、胆管及淋巴结进行侵及转移。

影像学征象

> 优选方法

CT、超声。

> 特征性表现

胆囊壁不均匀及偏心性增厚;腔内肿块;易侵犯肝脏;淋巴结肿大;肝内胆管胆汁淤积。

> 超声表现

常可见到胆囊结石;胆囊壁不均匀增厚;胆囊腔内可探及不伴声影的强回声团块或侵及肝脏的低回声肿块;当胆囊充满结石时胆囊壁较难观察。

> CT 表现

胆囊腔内见可强化的、不规则的息肉样肿块,或者侵及肝实质的胆囊内低密度肿块;病变仅呈轻度的强化。

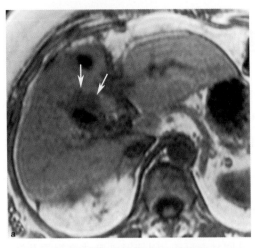

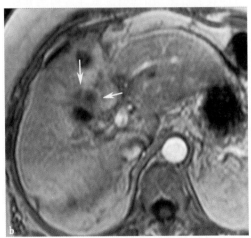

图 2-12a, b 胆囊癌

MRI 检查：a 平扫，胆囊前部肝实质内见结节状浸润（箭头所示）；b 增强后，病变显示更清晰

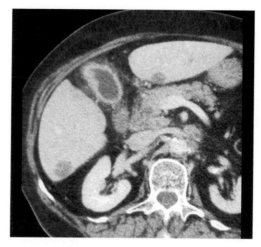

图 2-13 胆囊癌
CT 检查：胆囊壁明显不均匀增厚，周围组织浸润，肝内及左肾静脉前淋巴结转移

➢ MRI 表现

T1WI 呈低信号或与肝实质接近的等信号；T2WI 呈与肝脏边界分辨模糊的高信号；增强呈不均匀强化；抑脂序列的图像较易观察病灶对邻近器官的浸润及淋巴结转移。

➢ ERCP 及 PTC

目前仅用于需胆道支架置入术者。

临床方面

➢ 典型表现

早期阶段的肿瘤在很长时期可无临床症状；晚期可出现伴或不伴腹痛的黄疸、食欲减退、体重减轻；右上腹持续性压痛。

> 治疗选择

手术切除，不足 10% 的病例可行手术切除；弥漫性肿瘤需行经十二指肠乳头的、或经皮经肝的支架手术。

> 病程与预后

五年生存率为 5%～13%；从发现病变开始平均生存时间为 6 个月。

> 临床医生想要了解的内容

是否侵及肝脏及有无淋巴结转移。

鉴别诊断

慢性胆囊炎	◇ 合并胆囊结石的胆囊壁弥漫均匀增厚
	◇ 均匀强化
胆囊腺肌增生症	◇ 胆囊壁局限性或弥漫性增厚，轮廓光滑
	◇ 腔内憩室（Rokitansky-Aschoff 窦）
胆囊息肉	◇ 胆固醇息肉大小通常不超过 10mm
	◇ 腺瘤常不超过 2cm

要点与盲点

可误诊为慢性胆囊炎。

参考文献

Kalra N, et al. MDCT in the staging of gallbladder carcinoma. AJR 2006; 186: 758–762
Levy AD et al. Gallbladder carcinoma: radiologic-pathologic correlation. RadioGraphics 2001; 21: 295–314
Yun EJ. Gallbladder carcinoma and chronic cholecystitis: differentiation with two-phase spiral CT. Abdom Imaging 2003; 29: 102–108

胆总管囊肿

定义

可发生于胆管任意部分的、先天性的瘤样扩张。

➤ 流行病学

一种罕见的发育异常;女性多见,是男性的 3～4 倍;亚洲多见,80% 为儿童。

➤ 病因、病理生理及发病机制

胰胆合流异常是目前病因的流行学说,即胆总管与胰管汇合于十二指肠壁外形成过长的(超过 1.5cm)胰胆合流共同管;Oddi 氏括约肌在共同管的远端形成的高压带会导致胰液和胆汁的混合液体向胆总管和胰管内反流,即胰胆双向反流。

根据 Todani 分类分为 5 型:

Ⅰ型:发于肝外胆管的梭型扩张(80%～90%)

Ⅱ型:位于十二指肠上部囊状扩张;

Ⅲ型:位于十二指肠壁内囊状扩张;

Ⅳ型:肝内外胆管均出现梭型扩张;

Ⅴ型:位于肝内胆管的囊状扩张(Caroli 综合征)。

影像学征象

➤ 优选方法

超声、MRI(包括 MRCP)。

➤ 特征性表现

非梗阻性的肝内外胆管囊状扩张；Calori 综合征仅出现肝内胆管扩张；可合并胆管结石及胆管炎；合并胆管癌表现为胆管壁不规则增厚及胆管梗阻。

➤ 超声表现

表现为胆管囊性扩张（一般在孕期 25 周即可做出早期诊断）。

➤ MRI 及 MRCP 表现

胆管囊状扩张；胆囊显示清晰；可准确的判断扩张程度；可较好观察胰胆合流异常。

➤ 薄层CT 及重建表现

胆管囊状扩张表现同 MRI。

➤ ERCP 及 PTC 表现

可明确显示异常情况，但作为侵入性检查手段目前已很少使用。

临床方面

➤ 典型表现

右上腹疼痛；胆管炎症；黄疸及可触及包块。

➤ 治疗选择

可手术切除或行胆肠吻合术。

➤ 病程与预后

胆管感染、结石及胆管癌等并发症发生率偏高。

➤ 临床医生想要了解的内容

除外因肿瘤或结石引起的胆道系统的梗阻性病变；诊断不及时易出现合并症。

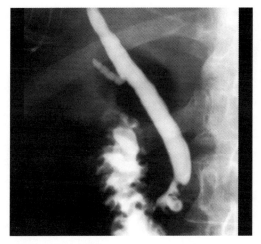

图 2-14 胆总管囊肿

ERCP 检查：胆总管末端呈囊状外凸似憩室（胆总管囊肿）

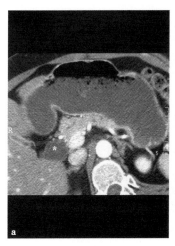

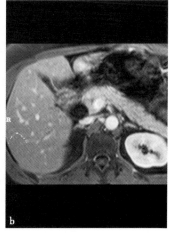

109

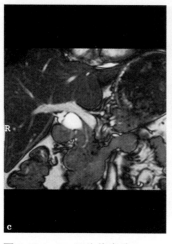 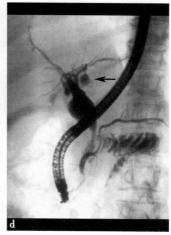

图 2-15a ~ d 胆总管囊肿

a CT 表现：可见扩张的胆总管（星号所示）；b T1WI 囊状扩张的胆总管呈低信号；c T2WI 扩张的胆总管呈高信号；d ERCP，胆总管近端囊状扩张并伴有一个较长的胰胆合流共同管，另可见起自左侧肝内胆管的副胆囊（箭头）

鉴别诊断

胆管肿瘤	✧ 肝内外胆管均扩张
	✧ 可见肿块
胆管炎	✧ 常合并胆管结石
	✧ 常合并胆管狭窄及远端扩张
肝脏和胰腺囊肿	✧ 病变呈圆形
	✧ 与胆管系统不形成交通
双胆囊畸形	✧ 可见胆囊管
	✧ 与Ⅱ型不易鉴别

要点与盲点

可误诊为胆管梗阻或囊肿。

参考文献

Irie H et al. Value of MR cholangiopancreatography in evaluating choledochal cysts. AJR 1998; 71: 1381–1385

Matos C et al. Choledochal cyst: comparison of findings at MR cholangiopancreatography and ERCP in eight patients. Radiology 1998; 209: 443–448

Sugiyama M et al. Anomalous pancreatobiliary junction shown on multidetector CT. AJR 2003; 180: 173–175

Todani T et al. Congenital bile duct cysts. Am J Surg 1977; 134: 263–269

原发性硬化性胆管炎

定义

慢性的胆汁淤积症所导致的进展性的胆管纤维化和狭窄闭塞。

➤ 流行病学

男性多发，占 50%～70%，平均年龄 40 岁。

➤ 病因、病理生理及发病机制

病因不明，可能与免疫机制相关，从而引发肝内外胆管出现炎性纤维化改变；常合并慢性炎症性肠病（70%～80%）。2%～4% 的溃疡性结肠炎和 1%～3% 的克罗恩病的患者可发展为原发性硬化性胆管炎。

影像学征象

➤ 优选方法

MRCP、ERCP。

➤ 特征性表现

长短不一的、不规则的胆管狭窄夹杂于正常或轻度扩张的胆管中而呈为串珠样改变；25% 的病例呈直径约 1～2mm 的憩室样囊状突出；因肝内胆管狭窄闭塞而导致稀疏的胆道系统类似于光秃的树干；管壁呈不规则结节样改变；20%～30% 的病例合并胆管结石；并发症：胆汁性肝硬化（50%）、胆管癌（10%～15%）、结肠癌。

➢ ERCP 表现

目前仍为诊断的金标准；表现为胆管管腔狭窄及轮廓的不规则。

➢ MRCP 表现

对早期病变诊断不如 ERCP 敏感，对进展期病变，能更好的观察肝脏病理性改变，尤其是由近及远的各段胆管狭窄情况；适用于病例的随访观察。

➢ MRI 及 CT 表现

肝外胆管壁向心或偏心性增厚，增强可出现强化；可出现局限性肝内胆管不规整的扩张，有些不与胆系相交通；可见肝纤维化及肝硬化。

➢ 超声表现

胆管壁增厚呈强回声。

➢ 管内超声表现

胆管壁不均匀增厚，有时可见分层改变。

临床方面

➢ 典型表现

起病隐匿，可出现瘙痒、乏力、黄疸及发热；肝脾肿大；色素沉着；95% 的患者碱性磷酸酶增高，是正常值的 3～10 倍；80% 的患者出现血清免疫球蛋白升高。

➢ 治疗选择

应用熊去氧胆酸可延缓病情，降低并发症及预防恶变；狭窄明显的病例可行经十二指肠乳头球囊扩张及支架植入；对于晚期病例，肝移植是唯一可选择的治愈性治疗手段。

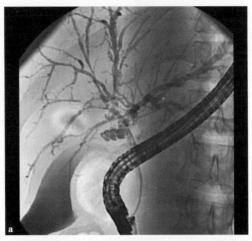

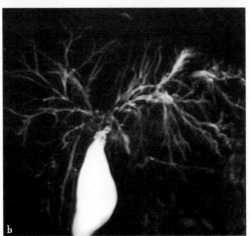

图 2-16a, b ERCP(a)及 MRCP(b)示肝内胆管轮廓不规则和扩张

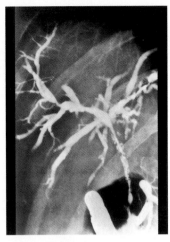

图2-17 进展期原发性硬化性胆管炎
ERCP表现：显示胆总管壁内憩室样改变，
及肝内胆管交替性狭窄和扩张

➢ 病程与预后

本病呈慢性进展性，最终可发展为胆汁性肝硬化；可
演变为胆管癌（年风险率0.5%～1.5%）；本病预后不佳；从
发病至死亡或肝移植的平均生存时间为18年。

➢ 临床医生想要了解的内容

原发性硬化性胆管炎的早期诊断；是否合并肝硬化及
门静脉高压；是否合并胆管癌。

鉴别诊断

继发性胆管炎	◇ 一般有临床病史存在（于胆囊切除术中医源性损伤、胆结石）

原发性胆汁性肝硬化	◇ 胆管管径正常
	◇ 肝硬化结节可挤压胆管
胆管癌	◇ 局限性的胆管扩张伴管壁增厚
	◇ CT 及 MRI 较难发现由原发性硬化性胆管炎发展而来的胆管癌
艾滋病相关性胆管炎和胆囊炎	◇ 有 HIV 感染史
	◇ 常出现远端胆管狭窄
	◇ 不合并结石的胆囊壁增厚

要点与盲点

在病变早期,MRCP 诊断准确能力不佳。

参考文献

Fulcher AS et al. Primary sclerosing cholangitis: evaluation with MR cholangiography—a case control study. Radiology 2000; 215: 71–80

Talwalkar J et al. Primary sclerosing cholangitis. Inflamm Bowel Dis 2005; 11: 62–72

Vitellas KM et al. Radiologic manifestations of sclerosing cholangitis with emphasis on MR cholangiopancreatography. RadioGraphics 2000; 20: 959–975

肝外胆管癌

定义

伴发黄疸的肝外胆管恶性肿瘤。

➤ 流行病学

70%～80% 的胆管癌发生于肝外胆管系统；本病多发生于 50～60 岁的中年人，青年人罕见，男性稍多于女性。

➤ 病因、病理生理及发病机制

多见于有原发性硬化性胆管炎、先天性胆道异常病史者，在亚洲多见于华支睾吸虫感染者；几乎均为腺癌；有三种生长方式：腔外结节性生长、管周浸润及腔内息肉样生长（少见）；可出现淋巴结转移。

常发生于肝总管分叉处（肝门部胆管癌，即 Klatskin 肿瘤）：

Ⅰ型：位于肝总管与胆囊管分叉处，未侵犯汇合部；

Ⅱ型：仅局限于肝总管分叉处，侵犯肝总管及左右肝管汇合部，未累及左右肝管；

Ⅲ型：肿瘤侵犯肝总管，左右肝管汇合部并已侵犯右或左肝管；

Ⅳ型：肿瘤侵犯肝总管，左右肝管汇合部并同时侵犯左右肝管。

影像学征象

➤ 优选方法

MRI 及 MRCP、CT。

117

➢ 特征性表现

胆汁淤积；小的肿瘤常引起胆管壁向心性或偏心性增厚；75% 可出现淋巴结肿大；当累及肝内胆管时，相应的肝叶或肝段也会出现萎缩；病变可向肝内及大血管浸润（无法手术切除的指征）。

➢ MRI 表现

肿瘤造成胆管壁增厚，T1WI 与肝实质相比呈稍低或近乎等的信号；T2WI 及 MRCP 显示胆管管腔变窄，远端扩张；肿瘤通常表现为延迟强化；在脂肪抑制序列上病变显示清晰；SPIO 增强 T2WI 上病变在肝实质的衬托下显示更佳。

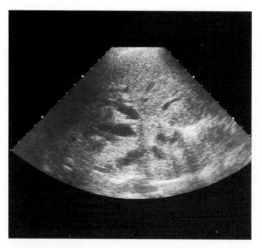

图 2-18　胆管癌
超声检查：肝门区见一个与邻近正常肝实质边界模糊的肿块，胆管向病灶聚拢并截断

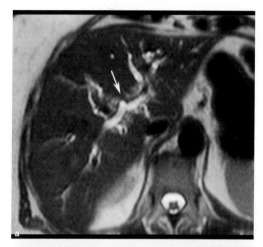

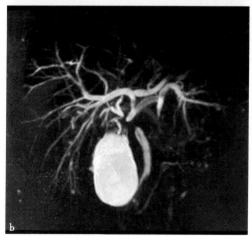

图 2-19a, b 胆管癌
a T2WI 右肝管在中央处截断（箭头所示）; b MRCP 肿瘤
阻塞肝总管并向右肝管扩展（Ⅲ型），左肝管未受累

➢ CT 表现

薄层扫描及多平面重建可清楚的显示闭塞的胆管及肿瘤；增强病灶呈轻度强化，有时在延迟期（5～10 分钟）可出现显著强化；病变通常与肝实质不易区分，以至于很难判定病变对肝的侵犯程度。

➢ 超声表现

可显示阻塞部位；30%～80% 的肿瘤可探及，呈低回声团块；在左右肝管分叉处，肿瘤与肝实质较难区分。

➢ 超声内镜表现

在肝外胆管下段癌，应用内镜超声可清楚显示肿瘤及附近的淋巴结和血管结构。

➢ ERCP 及 PTC

仅在需胆管引流才使用。

临床方面

➢ 典型表现

无痛性黄疸、食欲减退、体重减轻。

➢ 治疗选择

手术切除；肿瘤累及范围较广时可经十二指肠乳头及PTC 支架置入术；光动力学治疗。

➢ 病程与预后

五年生存率为 0～30%；平均生存周期为 1 年；25% 的肿瘤可切除，术后平均生存时间为 20 个月。

➢ 临床医生想要了解的内容

除外由良性疾病（狭窄或结石）引起的梗阻，明确手术切除的可行性。

鉴别诊断

胆管良性狭窄	◇ 一般呈小的节段性梗阻
	◇ 很少出现严重的胆汁淤积
	◇ 很少出现胆管壁明显增厚
	◇ 狭窄区一般不出现强化
胰腺癌	◇ 同时合并胰管梗阻
	◇ 胰头区可见乏血供病灶
胆管结石	◇ 胆管内可见充盈缺损
原发性硬化性胆管炎	◇ 胆管呈串珠样改变

要点与盲点

在支架置入或引流术后，较难区分出现强化的胆管壁究竟是炎症性或是肿瘤性（可能的话，应该在引流前完成CT 或 MR 检查）。

参考文献

Choi SH et al. Differentiating malignant from benign common bile duct stricture with multiphasic helical CT. Radiology 2005; 236: 178–183

Soto JA et al. Biliary obstruction: findings at MR cholangiography and cross sectional MR imaging. RadioGraphics 2000; 20: 353–366

Soyer P. Imaging of intrahepatic cholangiocarcinoma: hilar cholangiocarcinoma. AJR 1995; 165: 1433–1436

3. 胰　　腺

胰腺分裂(Pancreas Divisum , PD)

定义

一种胰腺发育过程中主、副胰管未融合的先天性发育不全。

> 流行病学

最常见的胰腺发育异常（3%～7%）；无性别差异。

> 病因、病理生理及发病机制

胚胎发育过程中腹侧胰管和背侧胰管融合异常。小的腹侧胰管进入大乳头，大的背侧胰管通过小乳头。这也将导致相对梗阻和复发性胰腺炎易感性增加。两种表现形式：完全分裂和不完全分裂（功能性胰腺分裂，即主副胰管部分融合）。

影像学征象

> 优选方法

MRCP

> 特征性表现

主胰管开口于小乳头；较短的胰管（类似于一个正常胰管的重复形式）和胆总管一起进入大乳头；偶见胰头肿大。

> MRCP 表现

主胰管和胆总管末端交叉。静脉注射促胰液素可使得胰管充分充盈。

> CT 表现

当使用薄层扫描时,垂直面重建常能显示出主胰管开口于小乳头的走行过程。

> ERCP 表现

作为一个单纯诊断手段而言仅仅在个别病例中使用;由于可能误认为是胆管的突然截断,而导致使用过量对比剂注射来进一步显像(与传统的实质结构显像相比)。

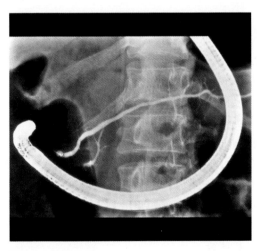

图 3-1 胰腺分裂
ERCP 显示,胰腺背侧胰管进入小乳头,短小的腹侧胰管进入大乳头

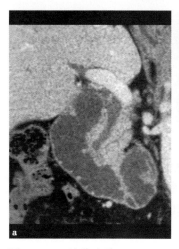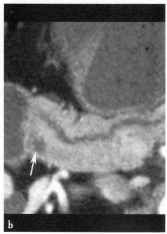

图 3-2a, b 胰腺分裂

CT 显示，a 胆总管及狭窄的胰管使用同一个开口；b 垂直方向重建，在胆总管上方胰管有自己的开口汇入小乳头（箭头）

临床方面

> 典型表现

反复腹痛（当食用高脂饮食或饮酒时刺激胰腺过多分泌，导致梗阻加重所致）。复发性胰腺炎。也可表现为无临床症状的正常解剖变异（往往是最常见的类型）

> 治疗选择

有临床症状的病例需行小乳头括约肌切开术。

> 病程与预后

有胰腺炎风险的良性病变。

➢临床医生想要了解的内容

未融合的主副胰管分别引流的情况；慢性梗阻性胰腺炎的征象。

鉴别诊断

胰腺癌　　　　　　　◇ 肿瘤阻断胰管，其远段宽度正常

　　　　　　　　　　◇ 实质性肿块，强化低于正常胰腺组织

要点与盲点

常常把 ERCP 作为首选诊断方式

参考文献

Matos et al. Pancreas divisum: evaluation with secretin-enhanced magnetic resonance cholangiopancreatography. Gastrointest Endosc 2001; 53: 728–733

Morgan DE et al. Pancreas divisum: implications for diagnostic and therapeutic pancreatography. AJR 1999; 173: 193–198

Soto JA et al. Pancreas divisum: depiction with multi-detector row CT. Radiology 2005; 235: 503–508

环状胰腺

定义

是一种可导致十二指肠狭窄的发育异常。

➢ 流行病学

非常罕见。无性别差异

➢ 病因、病理生理及发病机制

在胚胎发育过程中胰腺原基旋转不良，使得胰腺组织完全或部分的环绕十二指肠。

－ 新生儿型：表现为出生后 7 天内出现十二指肠狭窄的症状（占十二指肠梗阻的 10%）。

－ 成人型：十二指肠狭窄通常发生在 20～30 岁，常见原因包括环形腺体处慢性胰腺炎或十二指肠溃疡。

影像学征象

➢ 优选方法

MRCP

➢ 特征性表现

十二指肠的黏膜表面正常而管腔狭窄。胰腺组织或胰管环绕十二指肠。偶尔发生慢性胰腺炎（及假性囊肿）。

➢ MRCP 表现

胰管环绕十二指肠壁。静脉注射促胰液素可使得胰管充分充盈，显示清晰。

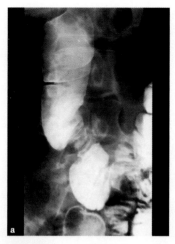

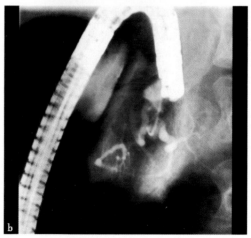

图 3-3a, b　环状胰腺

a 上消化道造影, 十二指肠的异常狭窄处黏膜轮廓完好; b ERCP, 环状胰管引起的狭窄

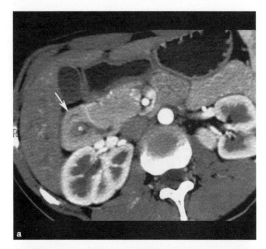

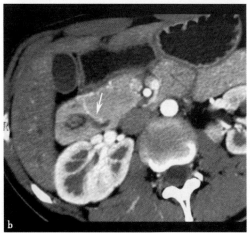

图 3-4a, b 环状胰腺

CT 显示，a 部分相对宽大的胰腺组织环绕十二指肠（星所示），而相应的环形胰管不易观察（箭头所示）。b 邻近层面显示主胰管的开口（箭头所示）

➢CT 表现

薄层 CT 显示环形胰腺组织环绕十二指肠,且肠壁厚度均匀。

➢ERCP 表现

不再作为单纯的诊断手段而使用。仅有 50% 的病例能够成功显示环绕十二指肠的胰管。

➢上消化道造影表现

十二指肠梗阻处肠管的黏膜表面光整。

➢腹部平片表现

新生儿表现"双气泡"征。

➢超声表现

只有当十二指肠被水充分充盈时,超声才有可能探测到环绕十二指肠壁的胰腺组织。

临床方面

➢典型表现

新生儿餐后呕吐。成人常常有慢性胰腺炎或十二指肠梗阻的症状。

➢治疗选择

高度梗阻者需行十二指肠空肠吻合术。

➢病程与预后

良性病变。增加了慢性胰腺炎的患病风险。

➢临床医生想要了解的内容

排除十二指肠肿瘤引起的梗阻。

鉴别诊断

十二指肠癌　　◇ 肠壁不规则增厚
　　　　　　　◇ 内镜检查肉眼可见肿瘤组织

十二指肠蹼　　◇ 受限的十二指肠可见薄的反折皱襞

要点与盲点

易于与十二指肠梗阻性肿瘤混淆

参考文献

Brambs HJ et al. Diagnostic value of ultrasound in duodenal stenosis. Gastrointest Radiol 1986; 11: 135–139

Jadvar H et al. Annular pancreas in adults: imaging features in seven patients. Abdom Imaging 1999; 24: 174–177

Lecesne R et al. MR cholangiopancreatography of annular pancreas. J Comput Assist Tomogr 1998; 22: 85–86

胰腺囊性纤维性变（cystic fibrosis）

定义

由于黏液分泌的遗传缺陷引起胰管梗阻，最终导致纤维和脂肪组织代替了正常的胰腺组织。

➤ 流行病学

最常见的致命性常染色体隐性遗传性疾病，多见于白种人。发病率 1∶2000～2500。大多病例在 30 岁之前出现胰腺功能不全。在新生儿时就可以观察到细微的变化，而 2～3 岁之后才出现显著变化。

➤ 病因、病理生理及发病机制

由于分泌缺陷导致支气管、胰管和其他分泌黏液的组织内黏液黏稠度异常增高；超高黏度的黏液往往导致肺和胰腺的形态学改变（胰管梗阻）；在疾病的终末期，脂肪组织往往取代了腺体组织。

影像学征象

➤ 优选方法

超声、MRI 及 MRCP。

➤ 特征性表现

通常是脂肪组织取代了腺体组织（偶尔出现假性肥大）；较少出现实质组织的纤维化（萎缩）；偶尔也出现小的假性囊肿；钙化较少见（不足 10%）；胰腺以外的表现：门静脉周围的脂肪聚积，脾大，肝脏的形状和结构不规则改变，胆囊缩小而壁厚,胆囊结石。

➢ 超声表现

实质组织的回声增高;呈现出大小不一的囊性灶,但是罕见大囊;胰管常不能清晰显示;超声表现和腺体功能指标间缺乏相关性。

➢ MRI(包括 MRCP 序列)表现

取代腺体的脂肪组织在 T1WI 表现为均匀的高信号,偶尔显示残留的小叶结构。纤维组织在 T1WI 和 T2WI 均表现为低信号。通常胰管不能清晰显示。MRI 表现和腺体功能指标具有较好的相关性。

➢ CT 表现

脂肪组织取代胰腺实质组织,仅部分小叶结构的残留。

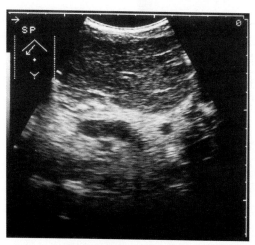

图 3-5 青少年患者的胰腺囊性纤维性变
超声显示:胰腺实质组织明显的强回声

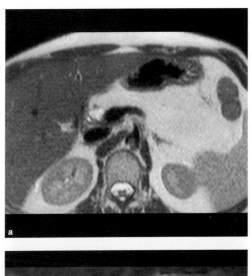

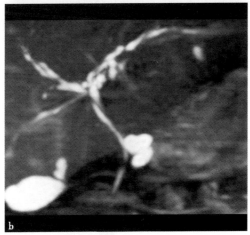

图 3-6 胰腺囊性纤维性变

a T2WI 显示位于胰头部的小的假性囊肿，胰腺实质组织完全被脂肪取代；b MRCP 图像胰管无法清晰显示，可见邻近胆总管的分叶状小囊

临床方面

➢ 典型表现

临床表现多种多样,往往取决于疾病的严重程度以及患者的年龄情况;儿童可出现胎粪性肠梗阻;老年患者主要表现为慢性支气管炎症状;胰腺受损的严重程度也是多种多样的;由于分泌失调而导致的多种胰腺功能不全表现,脂肪泻,腹痛,胃肠胀气等。

➢ 治疗选择

针对胰腺功能不全的对症性治疗。

➢ 病程与预后

主要取决于肺部受累情况,85%～90% 的病例存在胰腺外分泌功能不足,30%～50% 存在胰腺内分泌功能不足。

➢ 临床医生想要了解的内容

胰腺受累的严重程度。

鉴别诊断

脂肪过多症	◇ 多见于肥胖患者或糖尿病患者
	◇ 无肺部症状
	◇ 无长期存在的囊肿
慢性胰腺炎	◇ 胰管扩张并钙化
	◇ 胰腺萎缩,无脂肪变性
	◇ 大的假性囊肿
	◇ 有演变成复发性胰腺炎倾向
胰腺导管内乳头状黏液瘤	◇ 胰管扩张,伴或不伴侧枝扩张
	◇ 胰腺萎缩,无脂性退行性改变

3. 胰　　腺

要点与盲点 ┆- -

当对这一疾病不够了解时，会被误诊为脂肪过多症。

参考文献

Ferrozzi F et al. Cystic fibrosis: MR assessment of pancreatic damage. Radiology 1996; 198: 875–879

King LJ et al. Hepatobiliary and pancreatic manifestations of cystic fibrosis: MR imaging appearances. RadioGraphics 2000; 20: 767–777

Soyer P et al. Cystic fibrosis in adolescents and adults: fatty replacement of the pancreas – CT evaluation and functional correlation. Radiology 1999; 210: 611–615

急性胰腺炎

定义

以腹痛和胰腺淀粉酶水平升高为特征的胰腺急性炎症过程。

➢ 流行病学

好发于男性,青年及中年多见。

➢ 病因、病理生理及发病机制

最常见的病因是过量饮酒及胆结石。80%～90% 的病例为轻型表现,仅表现为渗出和脂肪坏死。10%～20% 的病例为重型表现,表现为广泛性脂肪坏死和胰腺实质组织的坏死。

影像学征象

➢ 优选方法

轻型病例,超声;重型胰腺炎,CT。

➢ 特征性表现

由于渗出而导致胰腺周围液体积聚,脂肪坏死和出血(少数)。胰腺呈局限性或弥漫性增大。胰腺实质组织的坏死区表现为增强后无强化区域。经常伴有胸腔积液(与疾病的严重程度有关)。

早期并发症:坏死区域感染、脓肿、常见到广泛性坏死,并可见坏死区域和小肠之间有较大范围的接触面,也可由 ERCP 检查诱发胰腺炎。

晚期并发症:假性囊肿形成。

> CT 表现

胰周的渗出积液可延伸至腹膜后间隙和肾旁间隙；最初界限模糊，随着时间推移可形成肉芽组织。胰腺组织坏死的程度只有在对比增强后才能够准确评估。20%~30%的感染性坏死病例可见气体。此外，也可以通过 CT 定位穿刺活检来明确细菌感染情况。

> 超声表现

胆囊或胆管结石是胆汁性胰腺炎的特点；胰腺周围渗出积液的范围较难评价。对于重型病例，疼痛和积气的肠襻（肠梗阻）常常干扰检查。

> MRI 表现

T2WI 能提供更多关于胰周渗出积液的信息；MR 胆管造影可显示胆管结石。对比增强情况与 CT 类同。

> ERCP

只限于严重的胆汁性胰腺炎病例中使用；坏死区存在感染的风险。

临床方面

> 典型表现

腹痛，恶心，呕吐，发热，胰腺淀粉酶升高，白细胞增多，C- 反应蛋白升高（坏死指标）。在重型胰腺炎的早期阶段，就有较高的多器官衰竭的风险。

> 治疗选择

首先保守治疗；使用抗生素；严重的胆汁性胰腺炎时，可采取 ERCP 来取胆结石；存在有感染的坏死区或脓肿形成时就需要手术治疗或引流。

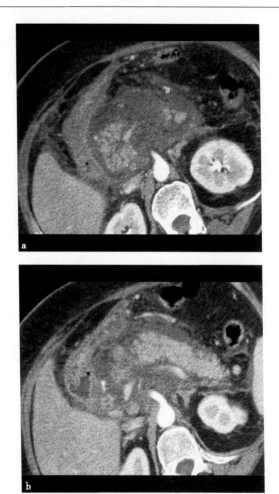

图 3-7a, b 急性胰腺炎

广泛的胰周渗出。尤其是胰头区的胰腺组织(a)
可能由于脂肪组织坏死而变得浅淡稀疏。但未见
主体实性组织的缺损

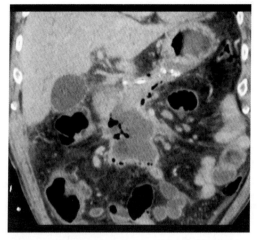

图3-8　急性胰腺炎
CT 显示：脂肪组织坏死的胰周有气体的出现提示感染的存在

➤ 病程与预后

　　轻型胰腺炎预后好；并发症往往导致死亡率增高；死亡率往往与胰腺周围受累及的范围和组织坏死的程度（根据 Balthazar 分级）有关。

➤ 临床医生想要了解的内容

　　坏死的程度和并发症（坏死区的感染，脓肿）。

鉴别诊断

其他原因的急腹症	◇ 胰腺和胰周脂肪组织正常
	◇ CT 通常能显示其他疾病
慢性胰腺炎	◇ 胰腺萎缩伴胰管扩张、钙化

3. 胰　腺

胰腺淋巴瘤　　　　◇ 无急腹症
　　　　　　　　　◇ 增大的淋巴结

要点与盲点

由于形态学的改变仅在 48～72 小时后才出现，因此，不应该过早进行 CT 检查。

参考文献

Arvanitakis M et al. Computed tomography and magnetic resonance imaging in the assessment of acute pancreatitis. Gastroenterology 2004; 126: 715

Balthazar EJ. Acute pancreatitis: assessment of severity with clinical and CT evaluation. Radiology 2002; 223: 603–613

Casas JD et al. Prognostic value of CT in the early assessment of patients with acute pancreatitis. AJR 2004; 182: 569–574

Ferrucci JT, Mueller PR. Interventional approach to pancreatic fluid collections. Radiol Clin North Am 2003; 41: 1217–1226

慢性胰腺炎

定义

伴有不可逆的形态学改变的胰腺持续性炎症,通常伴有疼痛和吸收障碍。

➤ 流行病学

发病率 27:100 000,流行病学调查显示发病率有相当大的地理差异,这种差异部分归于饮酒习惯的不同。

➤ 病因、病理生理及发病机制

最常见于过量饮酒,占病例的 70%～90%。然而,只有 5%～15% 的酗酒者发生慢性胰腺炎。吸烟可能促进钙化性胰腺炎的形成。其他类型包括热带性胰腺炎、遗传性胰腺炎、代谢性胰腺炎、梗阻性胰腺炎及自发性胰腺炎等。

影像学征象

➤ 优选方法

超声,MRCP,出现并发症时可行 CT 检查。

➤ 特征性表现:

胰腺实质萎缩,主胰管和侧枝不规则扩张,晚期常可见胰管内的钙化。

并发症:胰腺假性囊肿,胆汁淤积,出血性假性动脉瘤,脾静脉血栓形成。

➤ 超声表现

早期阶段胰腺实质表现为不均匀回声,而晚期逐渐萎缩；胰管扩张，经常可见结石、钙化。

➢ CT 表现

不适合用于早期评估；最初阶段和急性炎症期表现为局限性或弥漫性的胰腺增大；晚期表现为胰腺萎缩，胰管扩张和钙化；假性囊肿形成。

➢ MRCP 表现

剑桥分级（主要用于 ERCP）可适用于轻型和重型。对比增强后，可见不均匀的实质组织强化。静脉注射促胰液素和口服 SPIO 可半定量分析胰液分泌功能。

➢ MRI 表现

由于纤维化所导致的胰腺实质 T1WI 信号减低，增强

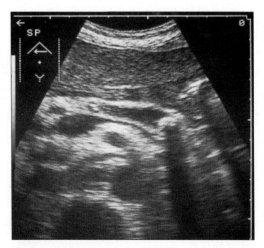

图 3-9 慢性胰腺炎
超声检查：胰管扩张，胰腺钙化并伴后方声影；萎缩和狭窄的胰腺实质呈高回声

幅度降低。钙化无法显示。急性炎症区、坏死区和假性囊肿区的 T2WI 表现为高信号。T2WI 和 MRCP 能够较好显示胰管扩张。

➢ ERCP

虽然能够提供最准确的、有关胰管改变的图像，但已不再作为主要诊断方式，仅仅用于胰腺介入治疗。

➢ 超声内镜表现

大多能准确显示胰腺实质和胰管的改变。然而，容易过度评估胰腺损害的程度。

➢ 腹部 X 线平片表现

能够显示胰腺钙化，目前已不再用做诊断手段。

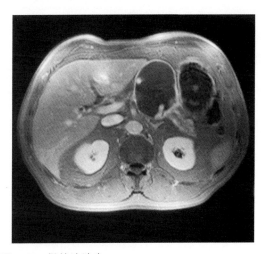

图 3-10　慢性胰腺炎
对比增强 MR T1WI：较大的胰腺假性囊肿，并见一支动脉突入囊腔内部（存在血管损伤而继发出血风险）

143

3. 胰　　腺

临床方面

➢ 典型表现

疼痛（多为手术指征），体重减轻，脂肪泻和其他吸收不良症状，糖尿病。

➢ 治疗选择

有并发症及严重疼痛的病例需手术治疗。内窥镜能够清除胰管结石，和置入支架治疗胆总管远端的狭窄和高度的胰管缩窄。

➢ 病程与预后

内分泌及外分泌功能不足常导致慢性疾病。死亡率主要与长期过量饮酒情况相关。增加胰腺癌的发生几率。

➢ 临床医生想要了解的内容

是否存在假性囊肿、假性动脉瘤和胰管梗阻等并发症。排除胰腺癌。

鉴别诊断

胰腺癌	◇ 肿瘤远端胰腺组织萎缩和胰管扩张
	◇ 有侵袭征象
	◇ 当慢性胰腺炎发生局部急性感染时，两者很难鉴别
胰腺导管内乳头状黏液瘤	◇ 无酗酒史
	◇ 通常无钙化
	◇ 有强化的胰管内息肉
急性胰腺炎	◇ 较大范围的胰周渗出液体
	◇ 无胰腺萎缩

要点与盲点

可被误诊为胰腺癌。

参考文献

Cappeliez O et al. Chronic pancreatitis: evaluation of pancreatic exocrine function with MR pancreatography after secretin stimulation. Radiology 2000; 215: 358–362

Luetmer PH et al. Chronic pancreatitis reassessment with current CT. Radiology 1989; 171: 353–357

Semelka RC et al. Chronic pancreatitis: MR imaging features before and after administration of gadopentetate dimeglumine. J Magn Reson Imaging 1993; 3: 79–82

自身免疫性胰腺炎

定义

曾用名：原发硬化性胰腺炎、淋巴浆细胞硬化性胰腺炎、伴有胰管损伤的非酒精性慢性胰腺炎。

伴有胰管损伤的慢性胰腺炎的特殊形式。

➢ 流行病学

可发生于任何年龄人群。男性略多。根据欧洲和美国的报道，此疾病趋向于年轻人群（35～40岁）。在亚洲，此病经常发生在老年患者（60岁）。

➢ 病因、病理生理及发病机制

发病原因不明。超过50%的病例伴有自身免疫性疾病。可能有多种多样的临床表现。由于是胰管周围的淋巴浆细胞浸润而导致的胰管狭窄和纤维变，因此不同于其他形式的慢性胰腺炎。经常沿着胆管侵袭，引起类似于原发硬化性胆管炎的改变。

影像学征象

➢ 优选方法

MRI、CT和ERCP。

➢ 特征性表现

急性期表现为弥漫性或局限性的胰腺增大；可形成假性肿瘤；胰管可呈弥漫性或节段性狭窄（大于全长的1/3）；胆总管末端的狭窄相对常见，有时类似于原发性硬化性胆管炎；无胰腺周围液性渗出；偶尔伴有脾静脉炎。

> MRI 表现

T2WI 上炎症部分为高信号；在弥漫性胰腺炎时，增强后信号相对均匀，但强化程度稍减低；局限性的病变区域表现轻度强化；胆总管末端管壁强化；胰管狭窄不能在MRCP 中清晰显示；Mn-DPDP 增强可较好的评价未受损伤的胰腺组织。

> CT 表现

"腊肠"样胰腺（正常腺体小叶减少），受累区域强化程度减低。

> ERCP 表现

能够清晰显示较长节段的胰管不规则狭窄。

> 超声内镜表现

胰腺内部结构局灶性或弥漫性改变。可作为指导穿刺活检的最佳方式。

临床方面

> 典型表现

腹部症状较轻；欧洲及美国报道 50%～75% 的病例有急性胰腺炎的轻度发作，而亚洲报道的较少；偶尔出现黄疸；此病的诊断基本上是依靠影像学表现，一定程度上结合实验室检查（丙种球蛋白升高和（或）G 免疫球蛋白升高）和既往病史。

> 治疗选择

类固醇类药物。

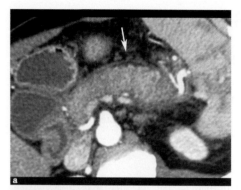

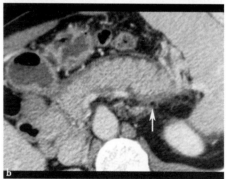

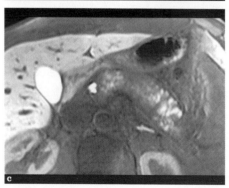

图 3-11a ～ c 自身免疫性胰腺炎

a CT 动脉期显示胰腺轻度肿胀，伴有窄边（箭头所示）；b CT 门静脉期也可显示有窄边环绕的、轻度肿胀的胰腺；脾静脉血栓形成（箭头所示）；c 注入 Mn-DPDP 后 MRI，未受损伤的胰腺呈轻度的、不均匀的强化

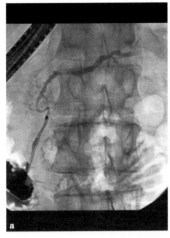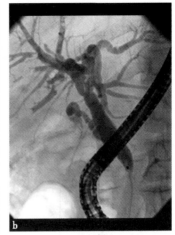

图 3-12a, b　自身免疫性胰腺炎
ERCP 显示：a 头部胰管较长的狭窄，体部胰管轻度扩张；b 胆总管远端严重狭窄

➤ 病程与预后
　疾病的自然病程未知；类固醇治疗能改善临床症状。
➤ 临床医生想要了解的内容
　排除胰腺癌

鉴别诊断

胰腺癌	◇ 梗阻胰管较短，其远端扩张
	◇ 增强后肿瘤强化不显著，早期浸润
慢性胰腺炎	◇ 胰管扩张并钙化
急性胰腺炎	◇ 几乎都有胰周大量液性渗出

149

要点与盲点

可误诊为胰腺癌而行不必要的胰腺手术切除。

参考文献

Finkelberg DL et al. Autoimmune pancreatitis. N Engl J Med 2006; 355: 2670–2676

Kawamoto S et al. Lymphoplasmacytic sclerosing pancreatitis with obstructive jaundice: CT and pathology features. AJR 2004; 183: 915–921

Sahani DV et al. Autoimmune pancreatitis: imaging features. Radiology 2004; 233: 345–352

胰腺导管腺癌

定义

> 流行病学

最常见的胰腺导管外分泌肿瘤。占胰腺外分泌肿瘤的80%。平均发病年龄50～70岁。男性略多。

> 病因、病理生理及发病机制

侵袭性非常强的肿瘤；发生率和死亡率几乎相等。大多发生在胰头部（约60%）。

影像学征象

> 优选方法

CT（对于诊断、分期、手术可行性的评估等最实用的方式）。

> 特征性表现

边界模糊的肿块；血供不丰富；胰管扩张（早期征象）和胆总管扩张（双管征）；慢性的胰管梗阻可引起胰腺实质萎缩；早期就可以侵及到腹膜后的脂肪组织、邻近的血管结构和邻近脏器；肝脏转移和淋巴结转移较常见。

> CT 表现

乏血供肿瘤，在增强的实质期最容易与周围胰腺组织区分开，可以较好显示胰管和胆管梗阻情况（而不必要进行 ERCP 检查）。

➤ 超声表现

伴有胆汁淤积和胰管充盈的低回声肿瘤，通常较容易发现；在较早阶段就可以诊断出肝脏转移。

➤ 超声内镜表现

对于肿瘤 T 分期是较好的方式；对于小的肿瘤往往优于 CT 和 MRI 检查。

➤ MRI 表现

T1WI 表现为低信号，仅轻度强化；T2WI 表现为稍低信号；结合 MRCP，可充分细致的观察胰管和胆总管情况；诊断信息与 CT 等同，但技术操作更复杂。

➤ ERCP

几乎不再用于胰腺癌的诊断；不能对手术可行性提供有用的信息；可用于胆总管支架术。

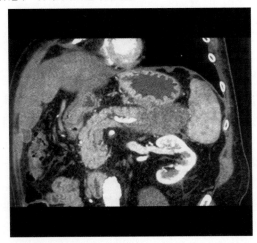

图 3-13　胰腺导管腺癌
胰尾部乏血供的肿瘤，侵及脾门及胃

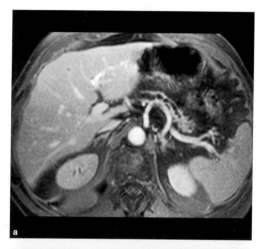

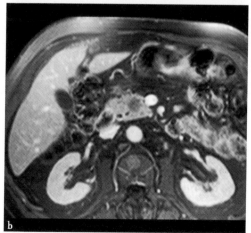

图 3-14a，b　胰腺导管腺癌

MRI 显示：a 胰管扩张，胰腺实质萎缩；b 胰头区的乏血供肿瘤

3. 胰　腺

临床方面

➢ 典型表现

　　黄疸，背部疼痛，厌食症，消瘦。

➢ 治疗选择

　　当满足可切除标准时手术切除，否则可行胆管支架。

➢ 病程与预后

　　多数患者确诊 1～2 年内死亡；大多研究报道 5 年生存率不超过 2%～3%。

➢ 临床医生想要了解的内容

　　评估手术可行性；排除慢性胰腺炎和其他少侵袭性的肿瘤。

鉴别诊断

慢性胰腺炎	◇ 长期酗酒
	◇ 胰腺常弥漫性增大
	◇ 胰腺实质萎缩
	◇ 钙化
自身免疫性胰腺炎	◇ 胰管狭窄，通常是较长一段胰管
	◇ 通常是年轻患者
	◇ 合并其他自身免疫性疾病
	◇ 丙种球蛋白常升高
转移瘤	◇ 通常晚期阶段，明确原发肿瘤
胰腺内分泌肿瘤	◇ 肿瘤常为富血供或伴有富血供的成分
	◇ 30% 无功能性的恶性肿瘤有钙化

胰腺实性乳头状瘤	◇ 主要发生于年轻女性
	◇ 常有囊性成分或合并出血
胰腺黏液性囊腺癌	◇ 通常边界清晰
	◇ 囊肿
	◇ 囊壁钙化
	◇ 几乎仅发生于女性

要点与盲点

可被误诊为慢性胰腺炎；不能仅根据血管受侵情况来估计手术可行性。

参考文献

Catalano C et al. Pancreatic carcinoma: the role of high resolution multislice spiral CT in the diagnosis and assessment of resectability. Eur Radiol 2003; 13: 149–156

Fletcher JG et al. Pancreatic malignancy: value of arterial, pancreatic, and hepatic phase imaging with multi-detector row CT. Radiology 2003; 229: 81–90

Nishiharu T et al. Local extension of pancreatic carcinoma: assessment with thin-section helical CT versus breath-hold fast MR imaging–ROC analysis. Radiology 1999; 212: 445–452

Tamm EP et al. Diagnosis, staging, and surveillance of pancreatic cancer. AJR 2003; 180: 1311–1323

胰腺浆液囊腺瘤

定义

通常为多个小囊构成的胰腺良性囊性肿瘤。

➢ 流行病学

占胰腺外分泌肿瘤的 1%～2%；患者平均年龄为 50～70 岁；多见于女性。

➢ 病因、病理生理及发病机制

囊壁被覆着富含糖原的、PAS 染色阳性的上皮细胞，分泌浆液形成囊；可位于胰腺的任何部位；肿瘤大小可以是 1～25cm（平均直径 6～11cm）；通常是偶然发现；60%～80% 的患者伴有 VHL 病（Von Hippel-Lindau 综合征）。

影像学征象

➢ 优选方法

CT，MRI

➢ 特征性表现

由许多小囊（最大可达 2cm）组成的、界限清晰的肿瘤，成蜂窝状或海绵状。囊壁菲薄，轮廓分叶状，增强后囊壁可强化；偶尔可见病灶中心呈星芒状的瘢痕钙化（占 20%～30%）。囊性病灶与胰管系统不交通；胆总管及胰管通常不扩张；有 10% 的病例表现为一个大囊（单房型）的特殊变异类型。

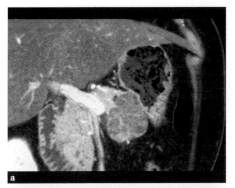

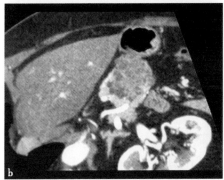

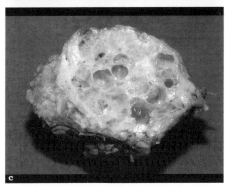

图 3-15a ~ c　胰腺浆液性囊腺瘤
a，b CT 显示呈蜂窝状的多发小囊，囊壁清晰，有强化；c 手术标本

157

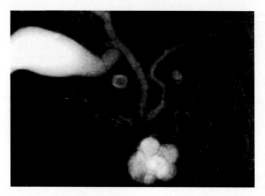

图 3-16 胰腺浆液性囊腺瘤
MRCP 显示：可清晰显示呈一串葡萄状结构的囊腺瘤

➤ CT 表现

常常于薄层图像或对比增强后图像可见小囊样结构。

➤ MRI 表现

T2WI 和 MRCP 可清晰显示肿瘤的囊性结构；高信号的多发小囊，与胰管系统不形成交通。

➤ 超声内镜表现

可以进行组织活检和囊内浆液成分的分析，淀粉酶和肿瘤标志物均不升高。

临床方面

➤ 典型表现

通常偶然发现；大的肿瘤能引起压迫症状。

➤ 治疗选择

当肿瘤体积过大而引起临床症状时往往需要手术切除。

➤ 病程与预后

恶变罕见;需要影像学检查进行随诊复查;平均生长速度为每年4mm。

➤ 临床医生想要了解的内容

与需要手术切除的黏液性囊性肿瘤(黏液性囊腺瘤或囊腺癌,及导管内乳头状黏液瘤)相鉴别。

鉴别诊断

胰腺黏液性囊腺瘤	◇ 有分隔和厚壁的大囊
	◇ 囊壁偶尔可见钙化
	◇ 与胰管系统不交通
	◇ 与大浆液性囊腺瘤难以区别
胰腺导管内乳头状黏液瘤	◇ 起源于分支胰管的病灶有类似表现
	◇ 通常不形成局限性肿块
	◇ 本质上是扩张的胰管结构
	◇ 无钙化
胰腺实性乳头状瘤	◇ 主要发生于年轻女性
	◇ 囊性坏死区通常较大而界限模糊

要点与盲点

可被误认为有绝对手术指征的黏液性肿瘤。

参考文献

Cohen-Scali F et al. Discrimination of unilocular macrocystic serous cystadenoma from pancreatic pseudocyst and mucinous cystadenoma with CT: initial observations. Radiology 2003; 228: 727–733

Curry CA et al. CT of primary cystic pancreatic neoplasms. AJR 2000; 175: 99–103

Procacci C et al. Serous cystadenoma of the pancreas: report of 30 cases with emphasis on imaging findings. J Comput Assist Tomogr 1997; 21: 373–382

胰腺黏液性囊腺瘤或囊腺癌

定义

有潜在恶变倾向的黏液性囊性结构的原发性胰腺囊性肿瘤,与胰管系统不交通。

> 流行病学

占胰腺外分泌肿瘤的 1%~2%;平均年龄 40~80 岁;绝大多数发生于女性。

> 病因、病理生理及发病机制

由卵巢样基质构成;囊壁被覆着可分泌黏液的上皮细胞;依据不典型增生的程度可分为腺瘤、交界性肿瘤,以及囊腺癌;约 1/3 的病例就诊时仍为良性;通常发生在胰腺体尾部;大小为 2~25cm(平均直径 6~10cm)。

影像学征象

> 优选方法

CT、MRI

> 特征性表现

通常由多个大囊组成的(>2cm),有分隔的边界清晰的肿瘤;偶尔可见有较厚的囊壁;与胰管系统不交通;由于肿瘤压迫可引起胆总管和胰管的扩张;外周蛋壳样钙化的出现往往提示恶性可能。

> CT 表现

表现为有分隔的大囊性肿瘤,增强后囊壁强化。

➢ MRI 表现

T2WI 和 MRCP 表现为高信号的囊性结构，分隔清晰
可见，与胰管系统不交通。

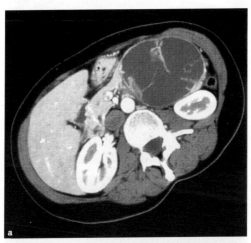

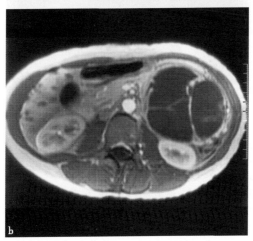

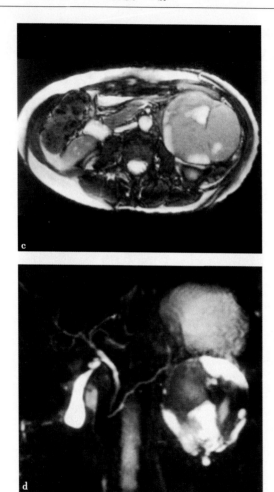

图 3-17a ~ d　胰腺黏液性囊腺瘤

a CT 动脉期：清晰可见细小分隔；b MR 对比增强后 T1WI：清晰显示肿瘤分隔结构；c MR T2WI 显示：囊内含有不同信号强度的液体；d MRCP 显示：胰尾部胰管被高信号的孤立囊性结构所推挤

> 超声内镜表现

可以进行组织活检和囊内黏液成分(伴有坏死和出血)的分析,肿瘤标志物升高,而淀粉酶不升高。

临床方面

> 典型表现

较大的肿瘤可引起压迫感和腹痛,厌食症,消瘦。

> 治疗选择

由于恶变较常见,因此,即使良性肿瘤也需要外科手术切除。

> 病程与预后

对于完全切除的肿瘤,预后较好(5年生存率超过95%);而对于年龄小于50岁的或并有侵袭性的肿瘤,预后较差。

> 临床医生想要了解的内容

排除胰腺假性囊肿;明确恶变征象。

鉴别诊断

假性囊肿	◇ 继发于急性或慢性胰腺炎(病史)
胰腺浆液性囊腺瘤	◇ 呈蜂窝状分布的多发小囊
	◇ 偶见病灶中心的瘢痕和瘢痕钙化
胰腺导管内乳头状黏液瘤	◇ 充满黏液的、囊性扩张的胰管
	◇ 胰管内息肉
胰腺实性乳头状瘤	◇ 主要发生于年轻女性
	◇ 囊实混合性病灶
	◇ 出血
胰腺囊性癌	◇ 侵袭性生长,转移

要点与盲点

可误诊为胰腺假性囊肿而导致不必要的治疗性囊肿空肠吻合引流术。

参考文献

Brugge WR et al. Cystic neoplasms of the pancreas. N Engl J Med 2004; 16: 1218–1226

Cohen-Scali F et al. Discrimination of unilocular macrocystic serous cystadenoma from pancreatic pseudocyst and mucinous cystadenoma with CT: initial observations. Radiology 2003; 228: 727–733

Sahani V et al. Cystic pancreatic lesions: a simple imaging-based classification system for guiding management. RadioGraphics 2005; 25: 1471–1484

胰腺导管内乳头状黏液瘤

定义

起源于胰腺导管上皮的、呈乳头状生长及分泌过多黏液而导致胰管扩张的原发性胰腺囊性肿瘤。

➤ 流行病学

占所有胰腺外分泌肿瘤的 1%～2%；平均年龄是 60～80 岁，男性稍多。

➤ 病因、病理生理及发病机制

由于黏液阻塞导致胰腺纤维化和实质萎缩，类似于慢性胰腺炎表现。

有三种形式：分支胰管型（好发于胰腺钩突）、主胰管型和混合型。分支胰管型多为良性。依据肿瘤的分化程度可分成：良性，交界性及恶性；原位癌占所有病例的 7%～34%，而进展期癌约占 25%～44%。

影像学征象

➤ 优选方法

CT、MRI

➤ 特征性表现

分支胰管常呈囊状扩张和（或）主胰管的局限性或弥漫性扩张；无胰管钙化；对比增强后，导管内的小乳头状结节可强化；胰管内黏液栓；呈乳头状突起；局限性肿块往往仅见于恶性肿瘤；恶性征象包括：胰管壁上的较大结节；显著扩张的胰管(>10mm),胆总管阻塞;较少侵及血管。

> CT 表现

多层薄层 CT 的重建图像可显示囊性病灶与胰管相交通;多期增强 CT 可显示强化的胰管内结节。

> MRI 表现

T2WI 和 MRCP 显示胰管呈囊状扩张;可显示胰管系统的交通情况;与 ERCP 不同,MRI 可以区分黏液和乳头状结节(表现为导管内充盈缺损)。

> 超声内镜表现

可以进行组织活检和囊内黏液成分的分析,淀粉酶和肿瘤标志物升高。

> 内窥镜及 ERCP 表现

分泌多种黏液的突起乳头;黏液可引起胰管的充盈缺损,而无法显示完整的胰管系统。

临床方面

> 典型表现

常呈慢性胰腺炎表现;偶尔可有轻型胰腺炎的发作。

> 治疗选择

外科手术切除。

> 病程与预后

在没有侵袭性生长时,可有较长的生存期;当出现淋巴结转移的恶性变时,预后明显变差;肿瘤可局部复发,表现为胰管外病灶(常常实性为主)或胰管内病灶(常常囊性为主)。

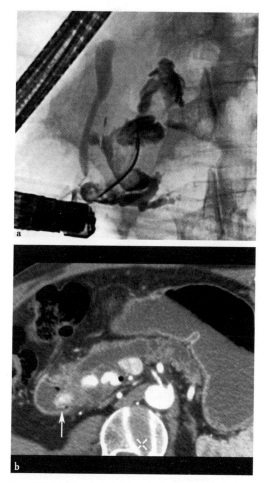

图 3-18a, b 胰腺导管内乳头状黏液瘤

a ERCP 显示：由于黏液潴留而引起的胰管的不完全充填，表现为胰头区的较大的充盈缺损影。b 于 ERCP 后即刻完成 CT 检查：表现为主胰管的显著扩张和胰腺实质的萎缩；胰头区分支胰管内仍可见 ERCP 检查时残留对比剂显示；突起的乳头也可见对比强化（箭头）

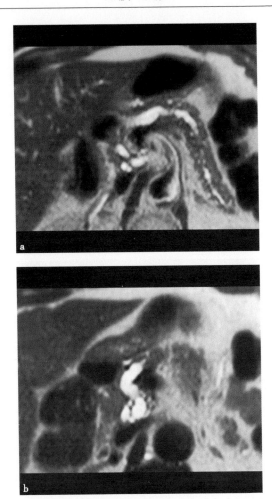

图 3-19a, b　胰腺导管内乳头状黏液瘤
a T2WI 显示：胰头和胰体部胰管明显扩张；b 胰
头部主胰管扩张和分支胰管囊状扩张

> ➤ 临床医生想要了解的内容

明确决定手术切除范围的胰管受累范围情况；除外不需要手术切除的非黏液性囊性肿瘤（浆液性囊腺瘤）。

鉴别诊断

慢性胰腺炎	◇ 酗酒史
	◇ 晚期常常有胰腺实质和胰管的钙化
胰腺浆液性囊腺瘤	◇ 蜂窝状的多发小囊，形成一个局限性肿块
	◇ 病灶中央的星状瘢痕和瘢痕钙化
	◇ 与胰管系统不交通
胰腺黏液性囊腺瘤	◇ 有间隔和厚壁的大囊
	◇ 囊壁可有钙化
	◇ 与胰管系统不交通
	◇ 大多数发生于女性

要点与盲点

可误诊为慢性胰腺炎。

参考文献

Fukukura Y et al. Intraductal papillary mucinous tumors of the pancreas: Comparison of helical CT and MR imaging. Acta Radiol 2003; 44: 464–471

Irie H et al. MR cholangiopancreatographic differentiation of benign and malignant intraductal mucinproducing tumors of the pancreas. AJR 2000; 174: 1403–1408

Kawamoto S et al. Intraductal papillary mucinous neoplasm of the pancreas: Can benign lesions be differentiated from malignant lesions with MDCT? RadioGraphics 2005; 25: 1451–1470

胰腺实性假乳头状瘤

定义

具有囊实混合成分的胰腺低度恶性肿瘤。

曾用名：胰腺囊实性肿瘤、乳头状囊性肿瘤。

➢ 流行病学

占所有胰腺外分泌肿瘤数量的不足 1%，几乎均发生于青年女性（约 30 岁）。

➢ 病因、病理生理及发病机制

肿瘤包括囊性和实性成分；坏死和出血是典型的表现；可发生于胰腺的任何部位，胰头部稍多；平均直径为 9～12cm。

影像学征象

➢ 优选方法

CT，MRI

➢ 特征性表现

具有囊性和实性成分的较大的肿瘤；也可以表现为完全实性或囊性病灶；常常有厚壁的包膜围绕，并有强化；30% 的病例出现钙化；常见出血征象；与胰管系统不交通；由于肿瘤偏柔软，因此胆总管和胰管不扩张。

➢ CT 表现

实性部分在动脉期呈轻度强化，静脉期呈显著强化。

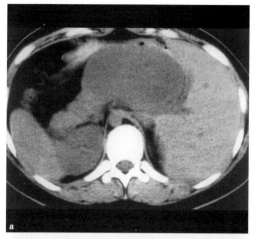

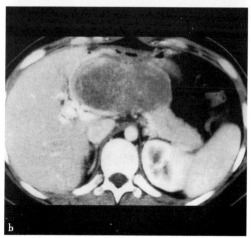

图 3-20a, b 胰腺实性假乳头状瘤

a 平扫 CT 显示：胰头区密度均匀的囊性病灶；b 对比增强后表现为主要局限于包膜附近的外周实质的轻度强化

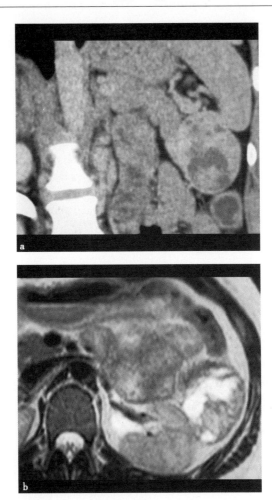

图 3.21a, b 胰腺实性假乳头状瘤
囊实混合性的胰尾部肿瘤，CT 和 T2WI 均可清晰
显示囊性区域（由 Rieber-Brambs，Munich 教授
提供）

➢ MRI 表现

出血性坏死区域 T1WI 呈高信号和 T2WI 呈低信号；肿瘤 T2WI 呈不均匀信号；偶见分层样改变；对比增强早期出现边缘强化，并逐渐向中心填充。

➢ 超声表现

出血表现为高回声。

➢ 超声内镜表现

可以进行组织活检和囊内黏液成分（伴有坏死和出血）的分析，肿瘤标志物升高，而淀粉酶不升高。

临床方面

➢ 典型表现

仅在肿瘤较大时才有临床症状；压迫感，腹痛，厌食症和消瘦。

➢ 治疗选择

外科手术切除。

➢ 病程与预后

肿瘤如果能完全切除，则预后很好（>95% 的治愈率）。在少数病例由于肝转移而预后不好；老年患者预后不好。

➢ 临床医生想要了解的内容

排除胰腺假性囊肿。

鉴别诊断

假性囊肿	◇ 继发于急性或慢性胰腺炎（病史）
胰腺浆液性囊腺瘤	◇ 呈蜂窝状分布的多发小囊
	◇ 病灶中心的星状瘢痕和瘢痕钙化

◇ 与胰管系统不交通

胰腺黏液性囊腺瘤　　◇ 有分隔和厚壁的大囊

◇ 囊壁可有钙化

◇ 与胰管系统不相交通

胰腺囊性癌　　　　　◇ 侵袭性生长，转移

胰母细胞瘤　　　　　◇ 绝大多数发生于儿童

要点与盲点

可被误认为是外伤性胰腺假性囊肿。

参考文献

Buetow PC et al. Solid and papillary epithelial neoplasm of the pancreas: imaging-pathologic correlation in 56 cases. Radiology 1996; 199: 707–711

Cantisani V et al. MR imaging features of solid pseudopapillary tumor of the pancreas in adult and pediatric patients. AJR 2003; 181: 395–340

Merkle EM et al. Papillary cystic and solid tumor of the pancreas. Z Gastroenterol 1996; 34: 743–746

胰腺功能性神经内分泌肿瘤

定义

有激素分泌而产生一系列特殊症状的胰腺神经内分泌肿瘤。

> 流行病学

罕少见肿瘤；最常见的类型是胰岛素瘤和胃泌素瘤，发生率在 0.3～3/1 000 000；胰岛素瘤的好发年龄是 30～60 岁，女性稍多；胃泌素瘤的好发年龄是 30～50 岁，男性稍多。

> 病因、病理生理及发病机制

多为偶发；也可伴随有遗传性综合征：MEN 综合征（多发性内分泌肿瘤综合征），VHL 综合征（Von Hippel-Lindau 综合征），神经纤维瘤病和结节性硬化。

各种类型的恶变率：胰岛素瘤的恶变率是 10%，胰腺的胃泌素瘤为 70%，十二指肠的胃泌素瘤为 40%，血管活性肠肽瘤为 50%～75%，胰高血糖素瘤为 65%～75%。组织学上很难辨别肿瘤的良恶性情况。

典型的发病部位与大小情况：

－ 胰岛素瘤：直径为 1～8cm，超过 99% 发生在胰腺。

－ 胃泌素瘤：直径为 1mm～18cm，70% 发生在胰腺，40% 发生在十二指肠。

－ 血管活性肠肽瘤：直径为 6mm～20cm，80%～90% 发生在胰腺，10%～20% 发生在胰腺外。

－ 胰高血糖素瘤：直径为 2～40cm，几乎都发生在胰腺。

3. 胰　　腺

影像学征象

> 优选方法

CT、MRI

> 特征性表现

通常是小于 3cm，显著的富血供病变；较大的肿瘤常常表现有囊性变和坏死；通常没有胰管梗阻改变。

> CT 表现

由于一部分肿瘤仅仅在动脉早期才显示，而另一部分肿瘤仅仅在实质期和门静脉期才显示，因此，往往推荐完成多期增强的薄层 CT 检查；常表现为富血供的结节。

> MRI 表现

环绕正常胰腺的病灶，T1WI 呈低信号，T2WI 呈高信号；小肿瘤呈均匀的或环形的强化；较大肿瘤呈不均匀的强化；可优选的成像序列：脂肪抑制的 T1 加权 SE 序列和 GE 序列，T2 加权 FSE 序列和动态对比增强序列。可以提供与 CT 相比拟的诊断信息。

> 超声表现

圆形的，边界清楚的低回声结节；表面光滑；较大的肿瘤表现为不均匀回声；肝转移通常易于评估；小的胰腺外肿瘤（胃泌素瘤）通常不能探及。

> 超声内镜表现

对于胰腺、十二指肠和胃壁上生长的多发性小肿瘤的诊断敏感度较高；联合 CT 或 MRI 检查与超声内镜检查可使诊断准确率近乎 100%。

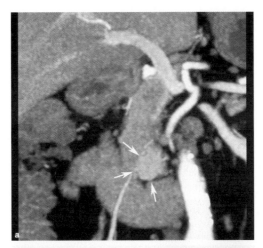

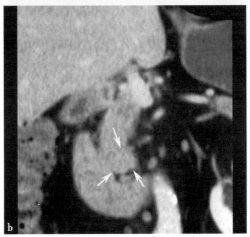

图 3-22a,b　胰头区良性胰岛素瘤

a CT 动脉期显示：富血供肿块（箭头）；b CT 门
静脉期显示：肿块与周围胰腺实质几乎不能辨别
（箭头）

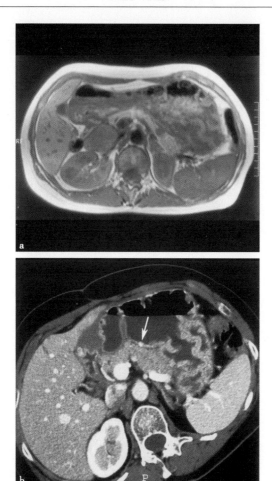

图 3-23a，b　胃泌素瘤
a T1WI 显示：一个位于胰腺体尾部的、环绕正常胰腺实质
的、小圆形的低信号肿块影；b CT 显示：在 Zollinger-Ellison
综合征时清楚可见增宽的胃粘膜返折结构；位于胃壁上的、
几毫米大小的、富血供的胃泌素瘤（箭头）

3. 胰　腺

➤ 介入技术

在选择性动脉注药（葡萄糖酸钙能验证胰岛细胞瘤，促胰液素能验证胃泌素瘤）时，同时进行动脉血管造影并行静脉采血监测的方法进行肿瘤定位，但目前已不使用。

临床方面

➤ 典型表现

依据激素分泌的不同而表现为不同的临床症状：

– 胰岛素瘤：低血糖、心律不齐、神经精神系统症状。

– 胃泌素瘤：消化性溃疡、腹泻、消瘦（Z-E 综合征，Zollinger-Ellison 综合征）。

– 血管活性肠肽瘤：水样腹泻、电解质紊乱、高血糖、潮红（Verner-Morrison 综合征）。

– 胰高血糖素瘤：糖尿病、腹泻、坏死性红斑。

– 生长抑素瘤：糖尿病。

➤ 治疗选择

外科手术切除；表浅肿瘤仅仅需要摘除；原发肿瘤的切除对于已有转移的患者也有临床获益的；TACE 或 TAE 能够用于治疗肝转移。

➤ 病程与预后

对于良性肿瘤预后较好。

➤ 临床医生想要了解的内容

明确肿瘤的数量和位置；有无恶变征象。

鉴别诊断

胰腺导管腺癌	◇ 乏血供病变
	◇ 胰管扩张
胰腺内分泌肿瘤（非功能性）	◇ 肿瘤通常为乏血供的或较大
	◇ 30% 有钙化
胰腺实性乳头状瘤	◇ 主要发生于年轻女性
	◇ 常常表现为囊性灶和出血
胰腺黏液性囊腺癌	◇ 通常边界比较清楚
	◇ 常有出血征象
	◇ 囊壁钙化
	◇ 几乎均发生于女性

要点与盲点

　　仅完成单一期相的增强 CT 和 MRI 检查，可能存在问题。

参考文献

Horton KM et al. Multi-detector row CT of pancreatic islet cell tumors. RadioGraphics 2006; 26: 453–464

Ichikawa T et al. Islet cell tumor of the pancreas: biphasic CT versus MR imaging in tumor detection. Radiology 2000; 216: 163–171

Thoeni RF et al. Detection of small functional islet cell tumors in the pancreas: selection of MR imaging sequences for optimal sensitivity. Radiology 2000; 214: 483–490

胰腺非功能性神经内分泌肿瘤

定义

几乎没有激素分泌而不引起一系列特殊症状的胰腺神经内分泌肿瘤。

➢ 流行病学

占所有的胰腺神经内分泌肿瘤的 30%～50%；偶见小肿瘤；平均年龄 50～60 岁；男女差别不大。

➢ 病因、病理生理及发病机制

免疫组化检验指标可以较好的区分功能性和非功能性内分泌肿瘤。

影像学征象

➢ 优选方法

CT、MRI

➢ 特征性表现

通常较功能性神经内分泌肿瘤更大一些（平均直径超过 5cm）；80% 的肿瘤至少都有部分结构是富血供的，而 20% 的肿瘤是乏血供的；常见囊变或坏死区域；较大的肿瘤常常出现钙化；大于 5cm 的肿瘤多是恶性；较大肿瘤和恶性肿瘤往往伴发胰管梗阻。

➢ CT 表现

30% 的病例 CT 平扫就可显示肿瘤和钙化；对比增强后，肿瘤可以表现为高密度、等密度或低密度；增强后肿瘤实性成分可见强化而坏死和囊变部分无强化。

> ➤ MRI 表现

T1WI 呈低信号或不均匀信号；T2WI 呈稍高信号，尤其是坏死或囊变区域；小肿瘤可表现为均匀的或不均匀的强化；较大的肿瘤往往表现为不均匀的强化；可优选的成像序列：脂肪抑制的 T1 加权 SE 序列和 GE 序列，T2 加权 FSE 序列和动态对比增强序列。可以提供与 CT 相比拟的诊断信息。

> ➤ 超声表现

圆形的，边界清楚的低回声结节；小肿瘤往往表面光滑；较大肿瘤表现为不均匀的回声结构；肝转移通常易于评估。

> ➤ 超声内镜表现

对检出胰腺的小肿瘤非常敏感。

临床方面

> ➤ 典型表现

临床症状的出现有赖于肿瘤的部位和大小；可出现疼痛、黄疸、肠梗阻、消瘦；激素水平的检测对于诊断并不重要。

> ➤ 治疗选择

外科手术切除。

> ➤ 病程与预后

对于良性肿瘤和没有转移的肿瘤而言，预后较好。

> ➤ 临床医生想要了解的内容

明确肿瘤的数量和位置；有无恶变征象。

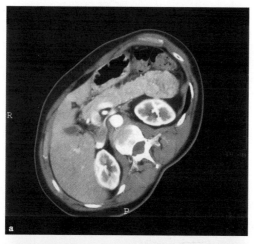

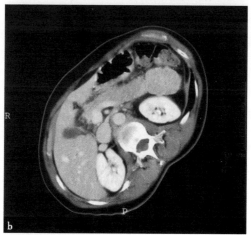

图 3-24a, b　恶性胰岛素瘤
CT 动脉期和门静脉期显示：胰尾部不均匀强化
的肿块影

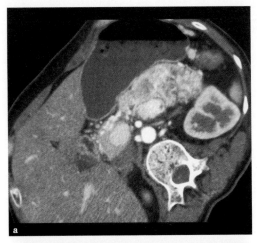

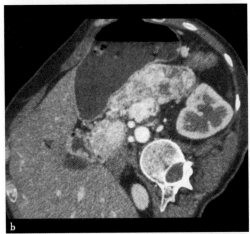

图 3-25a, b 于 MEN 综合征 I 型病例胰体尾部的非功能性内分泌肿瘤
CT 动脉期和门静脉期显示：肿瘤呈明显的不均匀强化

鉴别诊断

胰腺导管腺癌	◇ 乏血供病变
	◇ 胰管扩张
胰腺内分泌肿瘤（功能性）	◇ 肿瘤通常为富血供
	◇ 较小的肿瘤
	◇ 无钙化
胰腺实性乳头状瘤	◇ 主要发生于年轻女性
	◇ 常常表现为囊性灶和出血
胰腺黏液性囊腺癌	◇ 通常边界比较清楚
	◇ 常有出血征象
	◇ 囊壁钙化
	◇ 几乎均发生于女性

要点与盲点

容易与胰腺导管腺癌相混淆。

参考文献

Furukawa H et al. Nonfunctioning islet cell tumors of the pancreas: clinical, imaging, and pathologic aspects in 16 patients. Jpn J Clin Oncol 1998; 28: 255–261

Ichikawa T et al. Islet cell tumor of the pancreas: biphasic CT versus MR imaging in tumor detection. Radiology 2000; 216: 163–171

Gouya H et al. CT, endoscopic sonography, and a combined protocol for preoperative evaluation of pancreatic insulinomas. AJR 2003; 181: 987–992

胰腺腺泡细胞瘤

定义

来源于非胰管系统的胰腺外生性恶性肿瘤。

➢ 流行病学

占所有胰腺外分泌肿瘤的 1%；平均年龄 50～70 岁；男性稍多。

➢ 病因、病理生理及发病机制

有腺泡分化的上皮性肿瘤；偶尔包含内分泌成分（混合型腺泡 / 内分泌肿瘤）；肿瘤可引起高脂血症，10% 的病例导致皮下脂肪组织的坏死（形成疼痛性红结）和多发性关节炎（X 光片显示溶解性骨破坏）；稍多见于胰头部；进展期肿瘤引起肝转移；腹外转移较少见。

影像学征象

➢ 优选方法

CT、MRI

➢ 特征性表现

通常表现为较大的、外生性的、边界清晰的肿块影（直径 2～15cm，平均为 7～10cm）；小于 5cm 的病灶多为实性；而超过 5cm 的多见坏死和囊性变；可发生出血；30% 的病例出现钙化；20%～30% 可伴发胰管和胆总管的扩张；偶尔也有胃和十二指肠的侵及；血管侵及和淋巴结转移较少见。

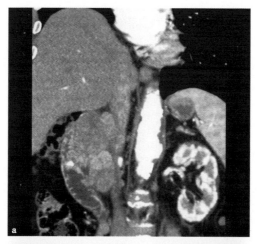

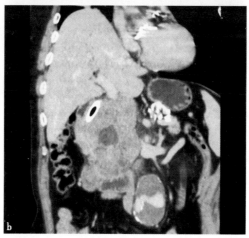

图 3-26a, b　胰腺腺泡细胞瘤

a CT 动脉期：胰头部的较大的强化肿块影，部分
结节状；b CT 门脉期：肿瘤呈轻度的、不均匀的
强化，中心有坏死，并见肿瘤内的治疗性支架影

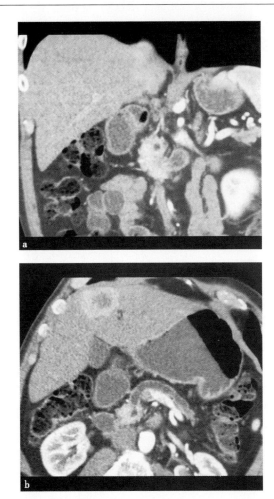

图 3-27a，b　胰腺腺泡细胞瘤

a CT 显示：胰头部的一个相对小的富血供肿瘤；
b 可见明显的胰管扩张和胰腺实质萎缩，以及较
大的富血供肝转移灶

➢ CT 和 MRI 表现

非增强 CT 和 MRI：可以是均匀的或不均匀的（囊变或出血）。

对比增强 CT 和 MRI：实性成分均匀强化；CT 动脉期显著强化；Mn-DPDP 增强后肿瘤显著强化。

➢ 超声内镜表现

可指导穿刺活检。

临床方面

➢ 典型表现

临床症状的出现依赖于肿瘤的部位和大小；压迫感或疼痛；食欲减退；消瘦；恶心；梗阻性黄疸较少见；胰淀粉酶常升高；嗜酸性粒细胞增多；AFP 显著增高。

➢ 治疗选择

外科手术切除；姑息性化疗和放疗。

➢ 病程与预后

预后比胰腺导管腺癌稍好；老年患者、产生脂肪酶的肿瘤、胰头区肿瘤和伴发肝转移的肿瘤预后均较差。

➢ 临床医生想要了解的内容

排除胰腺导管腺癌；明确肿瘤的大小、部位以及有无肝转移。

鉴别诊断

胰腺导管腺癌	◇ 常常为较小的病灶
	◇ 乏血供病变
	◇ 无钙化

胰腺内分泌肿瘤（非功能性）	◇ 边缘模糊、侵袭性生长 ◇ 实际上鉴别较难 ◇ Mn-DPDP 增强后无强化
胰腺实性乳头状瘤	◇ 主要发生于年轻女性
胰腺黏液性囊腺瘤和囊腺癌	◇ 通常边界比较清楚 ◇ 常有出血征象 ◇ 囊壁钙化 ◇ 几乎均发生于女性

要点与盲点

可误诊为胰腺导管腺癌。

参考文献

Klimstra DS et al. Acinar cell carcinoma of the pancreas: a clinicopathologic study of 28 cases. Eur Radiol 2005; 15: 1407–1414

Mustert BR et al. Appearance of acinar cell carcinoma of the pancreas on dual-phase CT. AJR 1998; 171: 1709

Sahani D et al. Functioning acinar cell pancreatic carcinoma: diagnosis on mangafodipir trisodium (Mn-DPDP)-enhanced MRI. J Comput Assist Tomogr 2002; 26: 126–128

Tatli S et al. CT and MRI features of pure acinar cell carcinoma of the pancreas in adults. AJR 2005; 184: 511–519

胰腺淋巴瘤

定义

胰腺原发性或继发性淋巴瘤。

➢ 流行病学

胰腺原发性淋巴瘤较少见，约占结外性非霍奇金淋巴瘤的不足 2%，占胰腺所有恶性肿瘤的 1%；平均年龄是 50～60 岁；男性稍多；继发性淋巴瘤可能由于胰周结构的恶性淋巴瘤侵及所致；30% 的病例是由非霍奇金淋巴瘤直接侵及胰腺。

➢ 病因、病理生理及发病机制

AIDS 群体会增加患病几率；通常是 B 细胞淋巴瘤。

影像学征象

➢ 优选方法

MRI，CT

➢ 特征性表现

原发性淋巴瘤：通常是一个较大的肿瘤（直径为 4～14cm）；常发生在胰头部；仅仅胰周淋巴结受累；胰管通常仅有移位或轻度狭窄。

继发性淋巴瘤：淋巴瘤连续性蔓延直至胰腺组织中；器官广泛受累。

➢ MRI 表现

T1WI 呈低信号或等信号，T2WI 呈稍高信号；仅轻度强化；MRCP 显示胰管移位或轻度狭窄。

3. 胰　腺

> CT 表现

均匀的低密度灶；仅表现为轻度的均匀强化，无论是局限性肿块还是弥漫受累（类似于胰腺炎）。

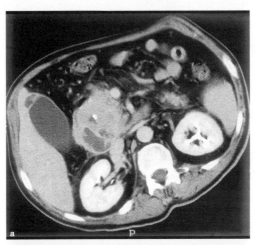

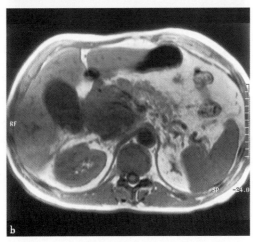

3. 胰　腺

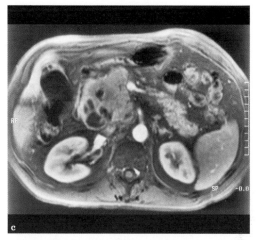

图 3-28a～c　胰腺的非霍奇金淋巴瘤
a CT 显示：胰头部密度均匀的肿块，还可见支架的一小部分；b 非增强的 T1WI，显著低信号的肿块影，与稍高信号的胰腺其余部分产生清晰对比；c 对比增强后，胰头部肿瘤呈轻度强化，除了支架管腔所显示的小囊外，其余囊性部分均不属于肿瘤本身

➢ 超声表现

通常是均匀的、明显低回声的肿块；可被显著增大的淋巴结包绕。

➢ 穿刺活检

原发性淋巴瘤的经内窥镜或经皮穿刺活检。

➢ PET 表现

FDG 显著摄取。

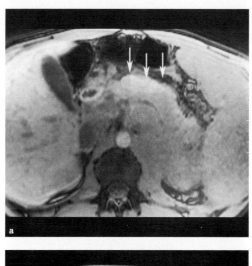

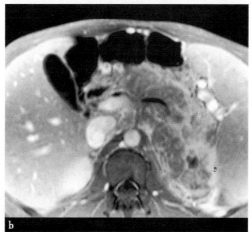

图 3-29a，b　起自腹膜后的侵袭性伯基特淋巴瘤
（Burkitt 淋巴瘤）侵及胰腺
a MR 图像：可以显示仅剩的残余胰腺实质（箭头）；
b 对比增强后，淋巴瘤呈不均匀强化

3. 胰　腺

临床方面

➢ 典型表现

无特异性临床症状；70% 的病例出现上腹部疼痛；50% 有体重减轻；40% 有黄疸；30% 有恶心；呕吐；10%～50% 的病例出现发热、盗汗、体重减轻等全身症状。LDH 水平增高。

➢ 治疗选择

放、化疗相结合；是否外科手术仍有争议。

➢ 病程与预后

放、化疗相结合治愈率达 50%。

➢ 临床医生想要了解的内容

排除胰腺的其他肿瘤和胰腺炎。

鉴别诊断

胰腺导管腺癌	◇ 胰管阻塞更为严重
	◇ 可出现小淋巴结转移
	◇ 肝转移较常见
胰腺炎	◇ 胰周的积液渗出
	◇ 淀粉酶和脂肪酶升高

要点与盲点

易于误诊为胰腺导管腺癌（当疑似原发性淋巴瘤时，需组织活检证实来指导治疗）。

参考文献

Cario E et al. Diagnostic dilemma in pancreatic lymphoma. Int J Pancreatol 1997; 22: 67–71

Merkle EM et al. Imaging findings in pancreatic lymphoma. AJR 2000; 174: 671–675

Prayer L et al. CT in pancreatic involvement of non-Hodgkin lymphoma. Acta Radiol 1992; 33: 123–127

胰腺转移瘤

定义

> 流行病学

胰腺罕见的继发性肿瘤；常仅发生于肿瘤晚期，偶尔也可见于原发肿瘤诊断后的较长一段时间里（尤其是肾细胞癌）；尸检研究显示3%～10%的发生率。

> 病因、病理生理及发病机制

最常见的原发肿瘤包括：肾细胞癌、支气管肺癌、黑色素瘤、乳腺癌、结直肠癌和软组织肉瘤。

影像学征象

> 优选方法

CT，超声

> 特征性表现

常为边界清晰的肿块（直径1.5～2cm）；约20%的病例可多发；弥漫浸润者较少见（5%）；强化程度往往取决于原发肿瘤的特点，但常为不均匀的强化；胰管和胆总管扩张（常见于胰头部病灶，30%～40%的病例）；通常伴有其他器官的转移（50%）。

> CT表现

乏血供的转移灶往往在增强的实质期可以与周围的胰腺实质相区分；富血供的转移灶（肾细胞癌）则常常在动脉期能更好的显示。

197

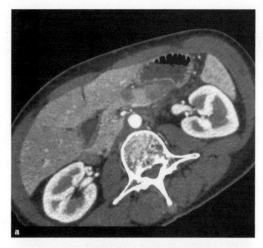

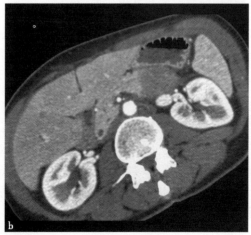

图 3-30　胰腺转移瘤
a, b CT 增强显示位于胰腺体部和尾部的、来源于
支气管肺癌的低密度转移灶

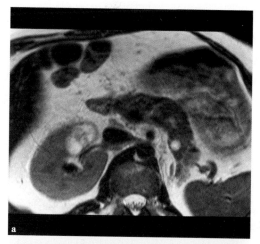

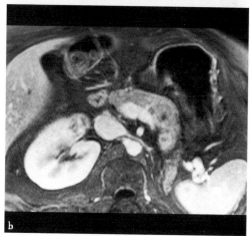

图 3-31a, b 右肾细胞癌

a T2WI 显示位于胰腺的体尾交界处和胰尾部各见一个稍高信号的结节灶；b 对比增强 T1WI，胰尾部病灶表现为高信号，而体尾交界处的病灶表现为稍低信号

> 超声表现

常常为低回声。

> MRI 表现

T1WI 呈低信号；来源于肾细胞癌的转移瘤 T2WI 呈高信号；对比增强后显著强化；可以提供与 CT 相比拟的诊断信息。

临床方面

> 典型表现

黄疸（发生于胰头部的转移）；食欲减退；体重减轻；较少发生胰腺炎。

> 治疗选择

依据原发肿瘤，可选择化疗或手术切除（来源于肾细胞癌和乳腺癌的单发转移）

> 病程与预后

预后差。对于肾细胞癌的单发转移手术切除是最有效的。

> 临床医生想要了解的内容

对于特定的病例确定手术可行性；除外慢性胰腺炎及其他非侵袭性肿瘤。

鉴别诊断

胰腺导管腺癌	◇ 常常边缘模糊
	◇ 乏血供病变
	◇ 胰管阻塞往往一直存在
胰腺功能性内分泌肿瘤	◇ 多为富血供病灶
	◇ 常有临床症状

胰腺淋巴瘤　　　　　　　　◇ 常常有其他脏器的弥漫受累（在弥
　　　　　　　　　　　　　　　漫性转移时）

要点与盲点

易于误诊为胰腺导管腺癌。

参考文献

Klein KA et al. CT characteristics of metastatic disease of the pancreas. RadioGraphics 1998; 18: 369–378

Merkle EM et al. Metastases to the pancreas. Br J Radiol 1998; 71: 1208–1214

Wernecke K et al. Pancreatic metastases: US evaluation. Radiology 1986; 160: 399–402

4. 胃肠道（总论）

克罗恩病（Crohn 病）

定义

透壁性慢性炎症性肠病。

➢ 流行病学

好发于 15～30 岁；男性稍多于女性；发病几率有明显的地域性差异；在欧洲及美洲，南、北方发病率就略有差异。

➢ 病因、病理生理及发病机制

是由遗传与环境因素相互作用引起的，可能是某种病原菌或不明刺激物引起了免疫反应的变更；炎症呈节段性分布，可累及从回肠末端至直肠；透壁性蔓延可以通过瘘道进入邻近的肠袢，形成内瘘，或者穿透肠壁进入致邻近的软组织及关节，形成外瘘；可引起小肠脓肿。

影像学征象

➢ 优选方法

内窥镜检查、超声、MR 小肠造影。

➢ 特征性表现

肠壁增厚（当肠壁肿胀时，小肠 > 2mm，大肠 > 3mm）；活动期有显著强化；鹅卵石征；结肠袋消失；纤维和脂肪组织增生肥大（爬行脂肪征）；正常肠管与病变肠管交替出现

(跳跃征);淋巴结肿大;并发症:肠腔狭窄、脓肿、瘘管。

➢ 内窥镜表现

病变的严重程度不同,表现也不尽同。

早期改变:鹅口疮样溃疡。

晚期改变:纵行及横向溃疡形成鹅卵石样外观;肠腔狭窄;瘘管。

➢ 超声表现

为重要的首选检查手段;肠壁增厚,并在充血期表现为高灌注(通过彩色多普勒或利用超声造影显示);增厚的肠壁蠕动减弱;并可清楚显示肠腔狭窄。

➢ MRI 表现

活动期肠壁显著增厚;肠壁可见明显分层表现;肠壁及邻近炎性累及的组织有强化;T2W 抑脂序列图像可清楚显示急性炎症(水肿)的肠壁;肠壁及周围组织呈高信号;肠腔狭窄、瘘管及脓肿显示清楚。

➢ 小肠造影表现

由于溃疡导致肠黏膜呈不规则改变,严重者黏膜呈鹅卵石外观;瘘管;肠腔狭窄。肠道造影正逐渐被 CT 及 MRI 所取代。

➢ CT 表现

在炎症充血阶段(活动期),增厚的肠壁增强后明显强化;能很好的用于评估并发症;CT 比 MR 肠道造影在诊断中提供的信息略多;但是,由于 CT 有相对高的剂量辐射,并且患者一般为年轻人,所以,应慎重使用。

➢ 对比灌肠

实际工作中已不再作为诊断手段。

➢ **腹部平片表现**

可显示中毒性巨结肠。

➢ **胶囊内镜**

胶囊内镜已经成功用于显示多发性小肠疾病；合并肠腔狭窄者应禁用。

临床方面

➢ **典型表现**

腹痛；腹泻；发热；消瘦；营养不良；侵及结肠时引起肠出血；肛瘘。

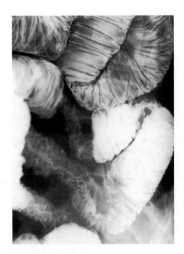

图 4-1　克罗恩病
正常肠袢与邻近炎性肠袢交替存在，
清晰可见；炎性肠袢显示纵行及横行
的溃疡，呈鹅卵石样外观

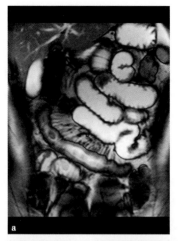

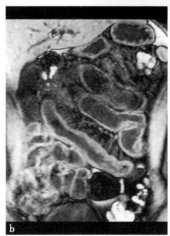
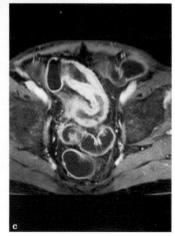

图 4-2a～c 克罗恩病

MR 肠道造影：冠状 T2WI（a）及冠状 T1WI（b）：清楚显示较长节段的增厚肠壁；对比增强后（c）：炎症充血期，回肠末端增厚的肠壁呈显著强化

肠外表现：关节炎；虹膜睫状体炎；口腔炎；结节性红斑；胆石症；肾结石；原发性硬化性胆管炎；强直性脊柱炎。

> 治疗选择

泼尼松及 5- 对氨基水杨酸；英夫利昔单抗；需要外科手术治疗的合并症，如肠管狭窄，瘘管及脓肿（80% 的克罗恩病患者在疾病过程中至少进行一次手术）。

> 病程与预后

患者预后差异性较大，无法进行有效预判；在疾病发生的第一年就有高达 50% 的复发率；发生于结肠的病变，结肠癌的患病风险增加。

> 临床医生想要了解的内容

除外其他小肠炎性或肿瘤性疾病；目前疾病的严重程度、活动性、并发症。

鉴别诊断

溃疡性结肠炎	◇ 一般不累及小肠
	◇ 常常仅是黏膜受累
	◇ 无瘘管和脓肿
	◇ 从直肠向盲肠蔓延
缺血性结肠炎	◇ 老年患者
	◇ 血管病变
	◇ 肠壁灌注减低
感染性肠炎	◇ 病史短
	◇ 通常有病变的节段肠管蠕动活跃
NSAIDs（药物）相关性胃肠病	◇ 较短距离的肠腔狭窄
	◇ 不累及回肠末端

淋巴瘤	◇ 肠壁增厚与肠腔扩张（黏膜坏死）
	◇ 肠系膜淋巴结肿大
白塞病	◇ 鉴别困难

要点与盲点

萎缩的肠袢表现与肠壁增厚类似；MR 及 CT 肠道造影无法检出早期和轻度的病变（仅对可能已经合并瘘管、脓肿或肠腔狭窄的进展期病变有意义）。

参考文献

Furakawa A et al. Cross-sectional imaging in Crohn disease. RadioGraphics 2004; 24: 689–702

Sturm EJC et al. Detection of ileocecal Crohn's disease using ultrasound as the primary imaging modality. Eur Radiol 2004; 14: 778–782

Umschaden HW et al. Small bowel disease: Comparison of MR enteroclysis images with conventional enteroclysis and surgical findings. Radiology 2000; 215: 717–725

胃肠道间质瘤

定义

外生性的、间叶组织来源的胃肠道肿瘤。

> 流行病学

最常见的胃肠道间叶组织肿瘤；肿瘤来源于间质细胞；占所有胃肠道肿瘤的 3%；发病率为 0.7∶100 000；发病年龄平均为 63 岁（40～70 岁）；男性发病率为女性的 1.5倍；在多发性神经纤维瘤病中，可出现局限于小肠的多发肿瘤。

> 病因、病理生理及发病机制

KIT 蛋白（CD117）在胃肠道间质瘤中往往有特异性表达，它能够介导细胞过度生长及抑脂细胞凋亡；好发部位：胃 50%～70%，小肠 20%～35%，结直肠 5%～7%，食管1%～2%；肠系膜、网膜及腹膜后区罕见。

影像学征象

> 优选方法
CT、消化内镜（胃镜和肠镜）

> 特征性表现

常常表现为直径 3～10cm 的较大的外生性肿块；往往偏向肠壁一侧；常常可见肠腔的动脉瘤样扩张；钙化罕见；不常发生淋巴结转移；一般没有血管侵袭；只有肿瘤的大小才能预判其潜在恶性的情况，而囊变、坏死及血管化程度均不能够作出预判;小于 2cm 肿瘤多为良性,而超过 5cm 多为恶性。

➤ **CT 表现**

小肿瘤能够有显著强化;较大肿瘤往往是不均匀的强化;CT 可显示急性出血;伊马替尼(格列卫)治疗后,最初血供丰富的肿瘤可显示囊变或钙化。

➤ **内窥镜表现**

小肿瘤显示黏膜下生长;较大肿瘤穿透黏膜,可形成溃疡,增加出血风险。

➤ **MRI 表现**

图像质量常常受运动伪影的影响。

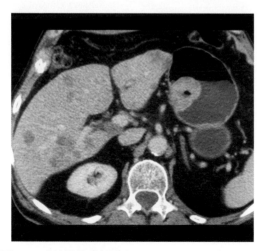

图 4-3 **恶性胃肠道间质瘤**
CT 显示:胃腔内生长的息肉样肿瘤,已经伴发肝转移

209

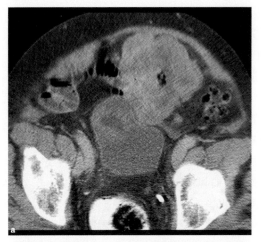

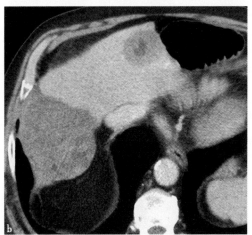

图4-4a,b 位于左下腹小肠肠袢的较大的胃肠
道间质瘤

a 左下腹小肠肠袢的较大的胃肠道间质瘤；b 肝内
及肝与膈肌间转移瘤

> PET 表现

在评估肿瘤对伊马替尼治疗后的早期反应时明显优于其他检查方法。

临床方面

> 典型表现

取决于肿瘤的位置及大小；腹部压迫感或腹痛；消化道出血，贫血；偶可见梗阻性黄疸及肠梗阻。

> 治疗选择

外科手术切除；分子靶向治疗：酪氨酸激酶抑制剂（格列卫）；放疗及化疗无效。

> 病程与预后

就诊时，20%～30% 的肿瘤就已经为恶性；5 年生存率为 45%；术后常复发；肿瘤常转移至肝脏，肠系膜及网膜，术后转移率也很高。

> 临床医生想要了解的内容

肿瘤的大小及与邻近组织的关系；是否存在肝转移；肿瘤或转移对治疗的反应：即使肿瘤大小仅仅轻度缩小或没有变化（细胞凋亡代替了细胞坏死），但是肿瘤未见强化；复发及进展：肿瘤增大，或是在肿瘤大小不变时出现新发强化或强化结节，或出现新的肿瘤结节。

鉴别诊断

胃肠道腺癌	◇ 可导致肠腔阻塞的向心性生长
	◇ 不如胃肠道间质瘤的血运丰富
淋巴瘤	◇ 常有淋巴结肿大

    ◇ 向心性小肠肠壁增厚

    ◇ 肠管扩张

平滑肌肉瘤   ◇ 导致肠梗阻

    ◇ 与胃肠道间质瘤相比更易转移至肺

类癌   ◇ 常发生于回肠末端及阑尾

    ◇ 肿瘤小，血运丰富

    ◇ 发生于肠系膜的肿瘤常有钙化，并呈放射状侵入周围脂肪组织

要点与盲点

测量肿瘤或转移灶的大小并不适用于判断肿瘤治疗后的反应；一定小心不要把肝转移误认为治疗后的囊肿。

参考文献

Burkill GJC et al. Malignant gastrointestinal stromal tumor: distribution, imaging features, and pattern of metastatic spread. Radiology 2003; 226: 527–532

Sandrasegaran K et al. Gastrointestinal stromal tumors: CT and MRI findings. Eur Radiol 2005; 15: 1407–1414

Shankar S et al. Gastrointestinal stromal tumor: new nodule-within-a-mass pattern of recurrence after partial response to imatinib mesylate. Radiology 2005; 235: 892–898

Tran T et al. The epidemiology of malignant gastrointestinal stromal tumors: an analysis of 1458 cases from 1992 to 2000. Am J Gastroenterol 2005; 100: 162–168

类癌

定义

胃肠道的神经内分泌肿瘤；(2000) WHO 分类包括：高分化神经内分泌瘤，高分化神经内分泌癌，低分化神经内分泌癌。其中也考虑到具体的生物学指标，包括：肿瘤的位置，大小，血供，细胞增殖能力，组织学，是否发生转移，邻近器官是否受侵，激素活性，伴发的临床症状或异常表现。

➤ 流行病学

占胃肠道肿瘤的 2%；在小肠肿瘤中发病率第二；好发年龄 40～60 岁。

➤ 病因、病理生理及发病机制

85%～90% 的肿瘤起源于胃肠道；最常见于回肠（25%），阑尾（12%），直肠（14%）；胃、十二指肠及胰腺发病率较低；肿瘤增长缓慢；70% 为恶性；30% 为多灶性病变；常转移至肝及骨；类癌分泌 5- 羟色胺及其他介质。

影像学征象

➤ 优选方法

多层 CT、核医学

➤ 特征性表现

小肿瘤表现为黏膜下生长；大肿瘤可穿透肠壁，侵及肠系膜血管；促进结缔组织增生反应（周围脂肪组织内的

213

系膜血管呈放射状排列）；70% 发生钙化；发生于小肠的肿瘤 30%～40% 表现为多灶性病变。

淋巴结及肝转移与肿瘤大小的相关性：

小于 1cm 肿瘤 20%～30% 发生转移；

1～2cm 肿瘤，60%～80% 发生淋巴结转移，20% 发生肝转移；

大于 2cm 肿瘤，80% 发生淋巴结转移，40%～50% 发生肝转移。

➢ CT 表现

多层薄层 CT 在动脉早期就可以显示显著强化的黏膜下结节（同时快速退出）；CT 可较好的显示淋巴结及肝的富血供转移灶；肠外的肿瘤部分表现为界限模糊的肿块影，可伴有钙化和邻近结缔组织侵袭而形成的放射状。

➢ SST 受体显像

适用于检测类癌及转移情况；由于空间分辨率受限，敏感度为 75%。

➢ MRI 表现

局限性结节：T1WI 呈与肌肉组织相仿的等信号，T2WI 上呈等或高信号；偶尔仅表现肠壁均匀增厚；增强后显著强化；肠系膜肿瘤表现为周围系膜血管呈放射状排列的星形肿块；肝转移在 T1WI 呈低信号，T2WI 呈稍高 - 明显高信号（与液体比较）；肿瘤在动脉早期表现为富血供；伴有中心坏死的较大转移灶表现为不均匀强化；很少出现类似于血管瘤一样的向心性强化表现。

➢ 小肠造影表现

突入肠腔、表面光滑的黏膜下结节；随着肿瘤的增大，可出现肠壁增厚和黏膜皱褶；肿瘤向肠外生长时往往固定于邻近的肠袢并牵拉肠袢向肠系膜聚拢。

临床方面

➢ 典型表现

临床症状取决于原发肿瘤的大小、位置及 5- 羟色胺分泌情况；临床症状的出现一般晚于局部病变的发展及转移；类癌综合征(面色潮红、腹泻、哮喘、水肿)发生率为10%，有时，这是发生肝转移时唯一症状；后遗症包括心血管并发症(心内膜纤维化，肺动脉瓣狭窄，三尖瓣关闭不全)；嗜铬蛋白 A 是一种比较适当的肿瘤标志物。

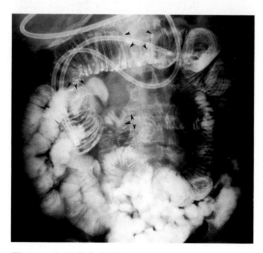

图 4-5 小肠多发类癌

小肠造影表现：类癌的结节表现为圆形阴影和肠壁的缺损

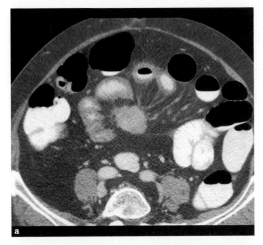

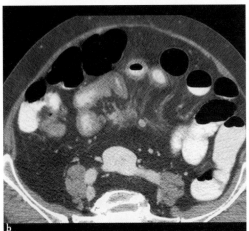

图 4-6 肠系膜脂肪组织的类癌
CT 显示：a 以类癌为中心，周围的系膜血管呈放射状星形排列；b 邻近的小肠肠壁增厚

➢ 治疗选择

手术切除原发肿瘤；对肝转移进行射频消融及化疗栓塞术；生长抑素如奥曲肽可缓解症状。

➢ 病程与预后

未手术切除的原发肿瘤患者 5 年生存率为 50%，发生肝转移 5 年生存率为 30%；肠系膜血管结构的侵袭可引起广泛性肠缺血；发生于阑尾(> 95%)及直肠(> 85%)的肿瘤 5 年生存率较高。

➢ 临床医生想要了解的内容

是否存在淋巴结转移及肝转移。

鉴别诊断

收缩性肠系膜炎	◇ 沿肠系膜呈斑片状生长
	◇ 没有小肠肿瘤
淋巴瘤(非霍金奇淋巴瘤)	◇ 没有呈放射星状增殖侵袭的肿块
	◇ 常常为多发性淋巴瘤
	◇ 不伴有肠系膜血管的闭塞
胃肠道间质瘤	◇ 发生于空肠及回肠
	◇ 常为较大的肿瘤
	◇ 肿瘤中心坏死
小肠癌	◇ 常发生于空肠
	◇ 肿瘤环壁性生长引起肠梗阻
	◇ 灌注不良
韧带样纤维瘤	◇ 常起源于手术瘢痕
	◇ 边界清楚
	◇ 好发于年轻人(20～40 岁)

要点与盲点

肿瘤常误认为淋巴结转移。

参考文献

Dromain C et al. MR imaging of hepatic metastases caused by neuroendocrine tumors: comparing four techniques. AJR 2003; 180: 121–128

Horton KM et al. Carcinoid tumors of the small bowel: a multitechnique imaging approach. AJR 2004; 182: 559–567

Maccioni F et al. Magnetic resonance imaging of an ileal carcinoid tumor. Correlation with CT and US. Clin Imaging 2003; 27: 403–407

急性肠系膜血管闭塞

定义

导致肠供血不足的肠系膜动脉或静脉的急性狭窄或闭塞。

> 流行病学

发病率随年龄增长而增加；急腹症患者中约 1% 是因肠缺血引发的。

> 病因、病理生理及发病机制

分为两种类型：闭塞型：约占 75%，主要是由于肠系膜动脉血栓形成和栓子阻塞，以及肠系膜静脉血栓形成引起的；非闭塞型：约占 20%～30%，主要是由于血容量不足引起的。许多情况可引起血供减少：肠梗阻，血管炎，肿瘤，药物，放疗等。急性肠系膜上动脉闭塞的患者中有超过 30% 存在慢性心脏病。后遗症：可以是可逆性功能损伤，也可以是透壁性肠坏死。

影像学征象

> 优选方法

多层 CT 的 CTA、血管造影术。

> 特征性表现

肠系膜血管完全或部分的闭塞；动脉痉挛（非闭塞性病变）；肠壁增厚；肠袢扩张（小肠 >3cm）；肠系膜水肿或弥漫性腹腔积液；增厚的肠壁灌注减少；肠壁及肠系膜静脉积气。

> **血管造影表现**

肠系膜主干或分支闭塞；肠系膜静脉血栓表现为肠系膜静脉的充盈缺损；血管痉挛可表现为一种较为特异的血管图像（显示为血管影有缩窄但无中断）（血管造影也仅在此情况下才优于其他检查方法）。

> **多层CT表现**

肠系膜动脉或静脉管腔闭塞；灌注减少；闭塞血管供血的相应肠壁增厚，肠腔扩张；肠壁内积气；常可见穿孔及肠系膜积液；CT日益成为诊断的金标准（敏感性96%，特异性94%）。

> **超声表现**

能对肠系膜静脉血栓性闭塞快速作出诊断；可较好的用于缺血性结肠炎的诊断与复查。

> **内窥镜表现**

可显示缺血性结肠炎；由于85%的灌注不足发生于结肠左曲及其以下部位，所以可用结肠镜检查进行补充。黏膜常表现为水肿、出血、或伴有溃疡的铁青色缺血。

> **腹部平片表现**

早期无异常表现；即使晚期病例，也无特异性表现（可出现麻痹性肠梗阻表现）。

临床方面

> **典型表现**

突发剧痛（有栓子）或弥漫性的腹部隐痛；此后较快出现腹泻；腹部触诊柔软；体温略升高；症状常可暂时缓解，此后，临床症状急剧恶化。

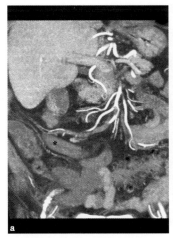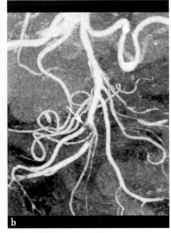

图 4-7a, b 急性肠系膜缺血

回肠末端的梗死（依据组织学表现为非透壁性）。CT 表现：a 冠状位重建，回肠末端肠袢壁厚（星标所示）；b 肠系膜上动脉分支内的栓子（箭头）

> 治疗选择

已经明确血管闭塞者行栓子或血栓清除术；切除坏死肠袢。

> 病程与预后

死亡率高达 60%，诊断越晚，死亡风险越大；缺血性结肠炎可自愈。

> 临床医生想要了解的内容

动脉还是静脉闭塞。

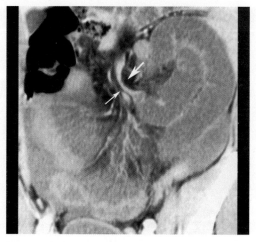

图 4-8　急性肠系膜缺血

CT 表现：小肠肠袢粘连性梗阻（大箭头），肠系膜静脉闭塞（小箭头），结果导致左侧肠袢的扩张，肠壁灌注减低

鉴别诊断

慢性炎症性肠病	◇ 病史长
	◇ 肠系膜动脉及静脉正常
	◇ 受累肠段的肠壁增厚且明显强化
	◇ 肠管狭窄及狭窄近端的扩张
小肠淋巴瘤	◇ 肠系膜动脉及静脉正常
	◇ 肠壁增厚
	◇ 肠腔扩张
	◇ 无灌注缺损

要点与盲点

常犯的错误是等待了太长的时间，而没有完成多层 CT 检查。

参考文献

Kirkpatrick IDC et al. Biphasic CT with mesenteric CT angiography in the evaluation of acute mesenteric ischemia: initial experience. Radiology 2003; 229: 91–98

Ripollés T et al. Sonographic findings in ischemic colitis in 58 patients. AJR 2005; 184: 777–785

Wildermuth S et al. Multislice CT in the pre- and postinterventional evaluation of mesenteric perfusion. Eur Radiol 2005; 15: 1203–1210

肠道气囊肿症

定义

小肠浆膜下或黏膜下的多发囊性积气。

➢ 流行病学

好发于 40～70 岁，无性别差异。

➢ 病因、病理生理及发病机制

原发性（20%）：最常发生在结肠。

继发性（80%）：最常发生在小肠。与多种疾病相关，如 20% 患者伴有慢性阻塞性肺病；也可发生在内窥镜检查后（小的黏膜撕裂）；由某些影响肠壁通透性的药物诱导发病，例如激素、免疫抑制剂；由能增加肠壁通透性的自身免疫性疾病引起。

影像学征象

➢ 优选方法

内窥镜，CT。

➢ 特征性表现

息肉样黏膜突出；呈串珠状或线状排列的肠壁内气体。

➢ CT 表现

原发型：串珠状排列的肠壁内气体，不伴发其他小肠疾病；肠壁灌注正常。

继发型：串珠状或线状排列的肠壁内气体；肠祥扩张；肠壁常常增厚；灌注减低；偶见肠系膜静脉、门静脉内积气或腹腔内游离气体。

> 腹部平片表现

可见沿着肠壁走行的圆形或线样的囊性透光区。

> 气钡双重造影表现

息肉状充盈缺损形成形状奇特的肠黏膜表面。

> 内窥镜表现

呈扁平的,较硬但具有弹性,压迫可改变其形状;表面黏膜正常。

临床方面

> 典型表现

通常在内窥镜检查、X 线检查或手术时偶然发现;腹泻;排出黏液;出血;便秘;3% 的病例合并并发症:肠扭转;肠梗阻;肠出血;肠穿孔。

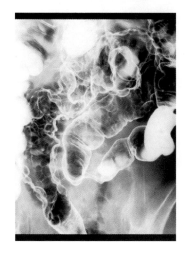

图 4-9 原发性肠道气囊肿症结肠双对比造影:乙状结肠较为严重的特发性气囊肿症,不规则的肠管轮廓以及像垫子一样厚的息肉样黏膜表面

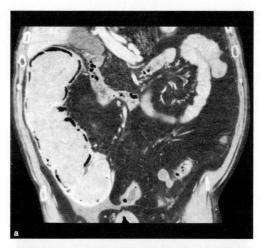

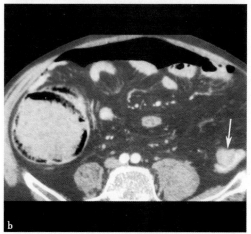

图 4-10 肠道气囊肿症

a 升结肠的肠道气囊肿症,伴发盲肠周围的积液;
b 由于降结肠与乙状结肠交界处肿瘤梗阻而引起
的肠壁缺血性损害

继发性气囊肿症中,并发症取决于相关的原发疾病;肠坏死时可现急腹症。

➤ 治疗选择

治疗方法取决于基础病变;原发型一般不需要治疗;肠缺血坏死时需切除坏死肠段。

➤ 病程与预后

取决于基础病变。

➤ 临床医生想要了解的内容

肠壁是否坏死?

鉴别诊断

肠缺血	◇ 肠系膜动脉主干或其分支闭塞
	◇ 增强扫描后肠壁血流灌注下降
	◇ 肠系膜积液
肠息肉	◇ CT 表现为软组织密度影
	◇ 气钡双重造影可见息肉宽基底或有蒂

要点与盲点

常误认为肠缺血。

参考文献

Boerner RM et al. Pneumatosis intestinalis. Two case reports and a retrospective review of the literature from 1985 to 1995. Dig Dis Sci 1996; 41: 2272–2285

Kernagis LY et al. Pneumatosis intestinalis in patients with ischemia: correlation of CT findings and prognosis. Radiology 2003; 180: 733–736

Pear BL et al. Pneumatosis intestinalis: a review. Radiology 1998; 207: 13–19

消化道出血

定义

> 流行病学

50% 发生于 60 岁以上患者；男性发病率高于女性；1/4 的急性出血危及生命；1%～2% 的不明原因出血发生于 40 岁以上的无症状患者。

> 病因、病理生理及发病机制

判别出血来源上消化道还是下消化道：十二指肠空肠曲以上发病率 80%～90%，十二指肠空肠曲以下发病率为 10%～20%。

出血严重程度：急性出血或隐匿性出血。

呕血或黑便常见的原因：上消化道溃疡(> 50%)，食管静脉曲张(15%)，贲门黏膜撕裂综合征(5%)，肿瘤(5%)。

便血(排便时急性出血)常见的原因：结肠憩室(40%)，血管发育异常(25%)，息肉，结直肠癌(15%)，溃疡性结肠炎(10%)，痔，及肛裂。

影像学征象

> 优选方法

内窥镜检查、多层 CT、血管造影检查

> 特征性表现

直接征象：对比剂从血管中漏出；血管的突然截断；血管形态改变如假性动脉瘤；肿瘤(如胃肠道间质瘤)；增厚

的肠壁血流灌注增加。

> **内窥镜表现**

　　直接显示出血；也可以用于止血。

> **CT表现**

　　对比剂外溢到肠腔；重建技术与血管造影类似，可显示引起出血的血管；一般当内镜检查不能显示出血原因时，常常推荐使用CT检查。

> **血管造影表现**

　　直接显示对比剂外溢；显示引起出血的血管改变；尤其应用于介入止血。

> **胶囊内镜表现**

　　在诊断隐匿性出血方面有较大优势。

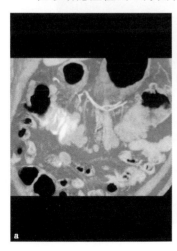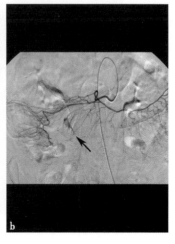

图4-11a, b 憩室性出血

a CT表现对比剂外溢进横结肠肠腔内；b血管造影术证实对比剂外溢(箭头)

229

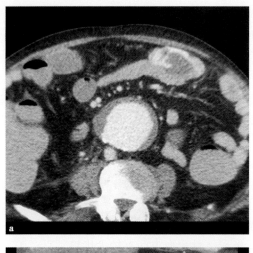

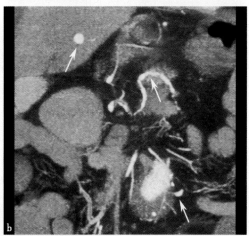

图 4-12a, b 消化道出血
在肠系膜血管和肝动脉多发动脉瘤（b）（箭头）的
患者，可见造影剂急性外溢至回肠肠袢内（a）

> 肠道造影表现

作为次要检查方法，对诊断意义不大。

> 核医学表现

核医学成像（99Tc- 标记的红细胞）；可用于血流动力学稳定或存在隐匿性出血的患者。

临床方面

> 典型表现

急性出血：呕血，黑便，便血，出汗，低血压，休克。

慢性出血：反复出血，贫血。

> 治疗选择

内窥镜止血；血管栓塞止血（临床成功率超过 80%，下消化道出血比上消化道出血止血效果好）。

> 病程与预后

下消化道出血很少危及生命，且 80%～95% 可自愈；上消化道出血有复发倾向，经常发生于 3 天内；反复出血，死亡率上升 5%～10%。

> 临床医生想要了解的内容

明确出血的位置，出血的原因。

鉴别诊断

食管静脉曲张	◇ 肝硬化或门静脉闭塞
	◇ 胃底食管静脉曲张
血管发育异常	◇ 可见较粗大的动脉分支
	◇ 肠黏膜呈结节至斑片状强化
	◇ 伴随静脉过早的迅速充盈

憩室出血	◇ 憩室病
	◇ 对比剂从憩室外溢
肿瘤出血	◇ 外生的或壁内的肿瘤（胃肠道间质瘤）
血管畸形	◇ 假性动脉瘤或血管扩张
梅克尔憩室	◇ 动脉造影可显示肠卵黄动脉
	◇ 肠管造影及 CT 检查常常在距回盲瓣 50～60cm 处见外突囊袋影

要点与盲点

　　对不明原因的出血和内窥镜不能较好控制的已知原因的出血，不及时采取有效的放射学检查手段。

参考文献

Ernst O et al. Helical CT in acute lower gastrointestinal bleeding. Eur Radiol 2003; 13: 114–117

Ko HS et al. Blutungslokalisation mittels 4-Zeilen-Spiral-CT bei Patienten mit klinischen Zeichen einer akuten gastrointestinalen Hämorrhagie. Fortschr Röntgenstr 2005; 177: 1649–1654

Tew K et al. MDCT of acute lower gastrointestinal bleeding. AJR 2004; 182: 427–430

内脏血管动脉瘤

定义

内脏血管的囊袋状扩张或憩室样突出。

➤ 流行病学

肝、脾动脉的动脉瘤是最常见的腹部动脉瘤，占内脏动脉瘤的 80%。

➤ 病因、病理生理及发病机制

动脉粥样硬化；淀粉样变；感染；创伤；手术；放射介入；动脉炎；慢性胰腺炎合并的假性动脉瘤是一个特殊类型，是由于血管结构被酶所消化或假性囊肿侵袭进入血管结构（脾动脉、胰十二指肠动脉或胃十二指肠动脉）而形成的。

影像学征象

➤ 优选方法

多层 CT、血管造影。

➤ 特征性表现

血管节段的囊袋状扩张（通常是真性动脉瘤）；局限性外突（通常是假性动脉瘤）；常可见到血栓和钙化；在实质性脏器（尤其是肝）、胰腺假性囊肿和胃肠道内常可见到出血征象。

➤ CT 表现

动脉期 MIP 重建可以像血管造影一样清晰准确的显示血管结构及并发症情况；通常 CT 可提供足够的信息来

决定是否行介入治疗。

> 血管造影表现

可以详细解读血管结构，但是，由于多层 CT 的应用，血管造影作为一种有创检查已不再使用；当需要介入诊疗时才实施。

> 超声表现

易于检出肝动脉的动脉瘤和假性动脉瘤，以及慢性胰腺炎的假性动脉瘤。

> MRI 表现

磁共振血管造影（MRA）提供的诊断信息和 CT 血管造影（CTA）差不多，但是 MRA 是一项更加精细的检查。

临床方面

> 典型表现

动脉瘤经常是在影像学检查时偶然发现；自发破裂会导致急腹症；非特异性的腹部症状可早于急性的腹部症状数月前出现。

> 治疗选择

栓塞；手术结扎。

> 病程与预后

取决于基础病变和不同的血管；自发破裂有较高的死亡率（超过 30%），3%～10% 的脾动脉瘤常可伴发自发破裂。

> 临床医生想要了解的内容

是否存在直径超过 2cm（高危因素）的动脉瘤和假性动脉瘤？介入治疗是否可行？

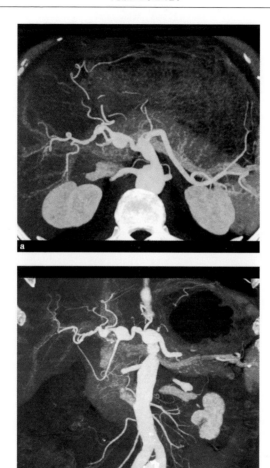

图 4-13a, b　内脏血管多发动脉瘤
a 轴位 CT, b 冠状位 MIP 重建：腹腔干和肝总动
脉的较显著的多发动脉瘤

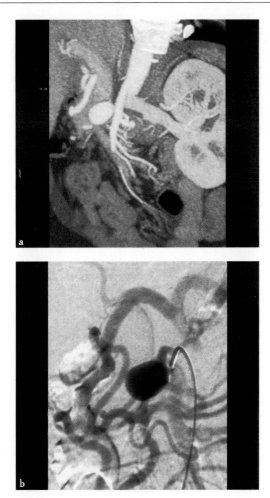

图 4-14a, b 肠系膜上动脉的动脉瘤
a CT 可以清晰显示病变血管情况；b 血管造影显
示小短颈的动脉瘤，适于线圈栓塞治疗

要点与盲点

　　由于多层 CT 增强扫描使用了不恰当的扫描期相，而导致血管内造影剂不能够充分充盈，产生误判。

参考文献

Berceli SA. Hepatic and splenic artery aneurysms. Semin Vasc Surg 2005; 18: 196–201

Iannaccone R et al. Multislice CT angiography of mesenteric vessels. Abdom Imaging 2004; 29: 146–152

Soudack M et al. Celiac artery aneurysm: diagnosis by color Doppler sonography and three-dimensional CT angiography. J Clin Ultrasound 1999; 27: 49–51

5. 食 管

食管憩室

定义

➢ 流行病学

咽食管憩室(Zenker 憩室)占所有食管钡剂造影检查的 1%。

➢ 病因、病理生理及发病机制

70% 发生在 Killian 三角水平区(咽与食管结合处的后部,有咽下缩肌斜行,其下方有环咽肌横行,在此二肌之间有一小的三角区域)(颈部或 Zenker 憩室);22% 发生在气管分叉水平(牵引性憩室,Traction 憩室);8% 发生在膈肌以上(膈上憩室)。

Zenker 憩室出现在下咽部的斜行咽下缩肌及横行环咽肌之间的肌纤维薄弱部分;其原因与食管上括约肌的开放功能不全有关。

Traction 憩室常常由于肺结核和组织胞浆菌病时淋巴结感染时瘢痕牵拉所致。

膈上憩室的发生与膈肌运动失调有关。

罕见的壁内假性憩室主要是由于黏膜下腺体管的扩张而呈现出多发瘘管样的外突形态。

影像学征象

> 优选方法

钡餐造影

> 特征性表现

有钡剂充盈的食管外突结构；常常位于上段食管的左后方（Zenker 憩室）；环咽肌突起（Zenker 憩室）；食管腔内有多发的小钮扣状小囊袋，类似瘘管样管道深入食管壁内（壁内假性憩室）。

> 钡餐造影

Zenker 憩室：下咽部下方有钡剂充盈的外突结构；侧位图像显示后方囊袋状突出影，较大憩室时突出影可向下延伸至纵隔内；由于食管环咽肌的收缩，憩室的颈部在食管收缩期常常可见；对比剂可在憩室内残留，并在反复吞咽时可排空。

Traction 憩室：常表现为细线样或三角形外突影；当食管收缩时憩室排空。

膈上憩室：有钡剂充盈的外突结构，常发生于右侧，常伴发食管裂孔疝或贲门失弛缓症。

> CT 表现

在诊断 Traction 憩室时，常可发现憩室与增大或钙化的淋巴结之间的存在关系。

> 内窥镜表现

常为偶然发现；憩室的颈部常可较好显示；壁内假性憩室往往有特异性表现。

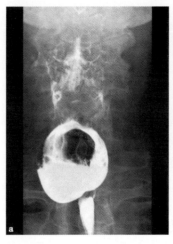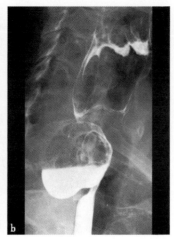

图 5-1a，b　较大的 Zenker 憩室
a 常规口服对比剂的 X 线钡餐检查前后位和 b 侧位图像：侧位图像
显示缩窄段位于环咽肌水平

临床方面

➤ 典型表现

可出现胃内容物反流及流涎；口臭；偶有吞咽困难。

➤ 治疗选择

仅仅有临床症状的 Zenker 憩室才需要治疗；小的憩
室可行内窥镜下憩室切除术；如果内窥镜下切除术不可行
时，可考虑外科手术。

➤ 病程与预后

一般没有并发症；不恰当地实施胃镜或下胃管可能导
致医源性憩室穿孔。

5. 食　管

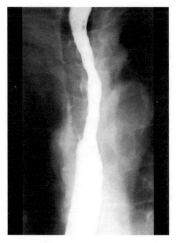

图 5-2　常规口服对比剂的 X 线钡餐

食管上 1/3 段较长范围的轻度缩窄, 并见小的壁内憩室

➢ 临床医生想要了解的内容

　憩室的大小及位置。

鉴别诊断

口咽囊(与 Zenker 憩室鉴别)	✧ 甲状舌骨膜处暂时性的外突影, 类似咽囊肿
	✧ 比 Zenker 憩室小
	✧ 不会向后延伸至食管的后缘
穿孔(与 Traction 憩室及假憩室鉴别)	✧ 疼痛及发热
	✧ 纵隔积气
	✧ 当食管收缩时不排空

241

食管裂孔疝（与膈上憩 ◇ 随着体外与压力变化显示囊腔与胃
室鉴别） 的关系

◇ 胃黏膜皱襞进入疝囊内

要点与盲点

可被误认为穿孔（尤其是在 Traction 憩室时）。

参考文献

Canon CL et al. Intramural tracking: a feature of esophageal intramural pseudodiverticulosis. AJR 2000; 175: 371–374

Fasano NC et al. Epiphrenic diverticulum: clinical and radiographic findings in 27 patients. Dysphagia 2003; 18: 9–15

Ponette E et al. Radiological aspects of Zenker's diverticulum. Hepatogastroenterology 1992; 39: 115–122

食管癌

定义

> 流行病学

最常见的食管恶性肿瘤；占恶性肿瘤的 1% 及胃肠道恶性肿瘤的 7%；发病率为 3∶100 000；近 20 年来，肿瘤的发病率逐渐增加，其典型发病部位及组织学表现也发生了变化，表现为食管远段增生性腺癌的发生比鳞癌更为常见；男性多见（男女比例为 5∶1）；好发年龄 40～60 岁；25% 发生在食管上三分之一段，50% 发生在中段，25% 发生在下段。

> 病因、病理生理及发病机制

鳞癌（占 50%～70%）：最重要的危险因素是酗酒和吸烟；食物中某些毒素的摄取（黄曲霉毒素和亚硝胺）；碱腐蚀性损伤；贲门失弛缓症；barrett 食管；硬皮病。

腺癌（占 30%～50%）：危险因素主要为胃食管反流病和 barrett 食管。

影像学征象

> 优选方法

内窥镜、超声内镜、钡餐、CT。

> 特征性表现

管腔狭窄；僵硬而不规则的轮廓；偶可见息肉样外形；管壁增厚，早期侵及纵隔；淋巴结肿大。

> 钡餐表现

不规则的轮廓及管腔狭窄；可明确狭窄的程度和长度；尤其是重度狭窄而无法进行内窥镜检查时可以行钡餐检查。

> 内窥镜和超声内镜表现

明确肿瘤的长度和范围；指导穿刺活检；超声内镜进行的 T 和 N 分期比较准确。

> CT 表现

食管壁增厚，增强时仅轻度强化；口服对比剂可提高对狭窄的显示能力。

一期：肿瘤局限，管壁轻度增厚（3～5mm）；

二期：局限性管壁增厚（>5mm），而且表面轮廓光滑；

三期：向纵隔结构侵袭，如淋巴结、气管分支、心包、主动脉等；

四期：累及膈下淋巴结，发生肺、胸膜、肝和肾上腺转移。

> MRI 表现

由于运动伪影的影响使其诊断价值受限。

> PET 表现

FDG-PET 有利于判定局部的和远处的转移情况；肿瘤诊断的精确程度往往随着肿瘤的分期不同而各异（从 T1 期的 40% 至 T4 期的 100%）；结合 CT 检查能更加有效判定肿瘤，联合多种检查技术进行肿瘤分期已是一种重要的模式。

临床方面

> 典型表现

进行性加重的吞咽困难，最初还可以固体饮食，随后逐步发展为低渣饮食和流食；胸骨后痛和烧灼感；反胃；呃逆。

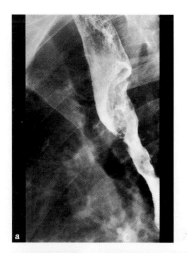

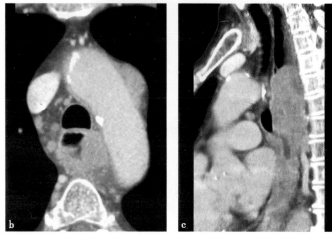

图 5-3a-c　较大的中上段食管癌

a 双重对比图像：食管缩窄，轮廓不规则；b CT 图像：偏侧性生长的食管癌；c 矢状位 CT 重建图像：脊椎前较大范围的肿瘤侵袭

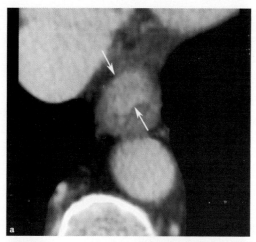

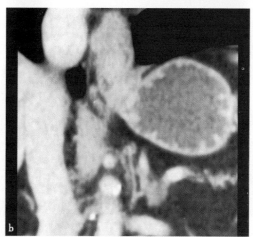

图 5-4a, b　食管癌
CT 图像显示：食管远端近贲门处外生性突向腔
内的肿瘤（箭头）

> 治疗选择

在除外纵隔、心包、胰腺上淋巴结受侵的情况下可以行肿瘤的手术切除(完全切除的可能性约40%);不能手术的患者可采取化疗及放疗;在进展期的病例,可行内窥镜姑息性治疗,还包括激光治疗和支架治疗。

> 病程与预后

主要取决于肿瘤的位置和范围,以及受累淋巴结的数量;平均5年生存率不足10%;只有10%的病例因早期发现而有治愈的可能。

> 临床医生想要了解的内容

位置及范围;N和M分期。

鉴别诊断

炎性狭窄	◇ 渐进性狭窄
	◇ 有时仍有蠕动
	◇ 腔内轮廓光滑或轻度不规整
	◇ 有慢性反流或腐蚀性损伤史
黏膜下肿瘤	◇ 突向腔内的息肉样外观
	◇ 黏膜轮廓光滑

要点与盲点

可被误认为良性狭窄。

参考文献

Gupta S et al. Usefulness of barium studies for differentiating benign and malignant strictures of the esophagus. AJR 2003; 180: 737–744

Iyer BB et al. Diagnosis, staging, and follow-up of esophageal cancer. AJR 2003; 181: 785–793

Kato H et al. The incremental effect of positron emission tomography on diagnostic accuracy in the initial staging of esophageal carcinoma. Cancer 2005; 103: 148–156

食管裂孔疝

定义

胃部分或全部疝入胸腔；中轴和食管旁混合型的疝较常见。

中轴型疝（滑动性裂孔疝，>90%）：沿贲门的中轴疝入胸腔。

食管旁型疝（<5%）：贲门仍旧在正常位置，部分胃（常为胃底）疝入胸腔。

严重的类型：全胃疝入胸腔（"倒置胃"）。

➢ 流行病学

随年龄增长而发病率增加；60岁以上者超出50%均有中轴型疝；女性多发。

➢ 病因、病理生理及发病机制

腹内压持续性增加（肥胖、妊娠）；食管裂孔缺陷（先天性的或外伤性的）；膈食管膜的薄弱。

影像学征象

➢ 优选方法

内窥镜、钡餐。

➢ 特征性表现

胃黏膜进入胸腔（中轴型疝）；胃的部分结构到达食管末端旁边；由于反流的存在，食管末端黏膜不规整。

> 内窥镜表现

贲门位于膈上；当翻转胃镜时，可见食管旁疝的开口；是评判胃食管反流的最佳手段。

> 钡餐表现

中轴型疝：在膈面上方可见纵向的胃黏膜皱襞。

食管旁型疝：胸部图像就可显示位于食管后方或邻近区域的、可含有或不含有液平的空腔影；钡餐检查最能有效评估食管旁型疝的程度和可复性；双对比造影可显示炎性或溃疡性黏膜改变。

> CT表现

常于胸部和腹部 CT 检查时偶然发现；横膈裂孔（>15mm）；食管旁型疝疝入的组织还常常包括网膜成分；疝入的胃腔收缩萎陷时酷似食管下部的肿块影；薄层重建技术是观察"倒置胃"的最佳方式。

临床方面

> 典型表现

中轴型滑动性疝常为偶然发现而无临床症状；不足 50% 的患者伴有胃食管反流症状；食管旁型疝常伴有胸骨后不适感、嗳气和吞咽困难；反流的症状并不常见；食管旁型疝的并发症包括溃疡和慢性出血；梗阻、绞窄、穿孔等严重并发症较少见。

> 治疗选择

对于中轴型滑动性疝而言，除了处理胃食管反流外，均无需特殊处理；食管旁型疝可进行手术治疗。

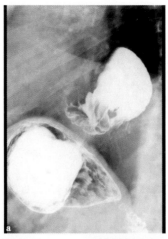

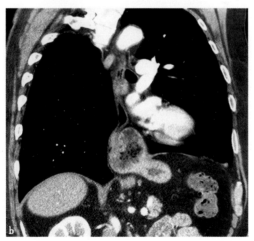

图 5-5a, b　食管裂孔疝

a 上消化道造影的侧位片：胃底疝入胸腔；b 冠状
重建 CT 图像：贲门和胃底均疝入胸腔

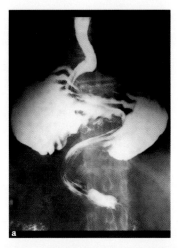

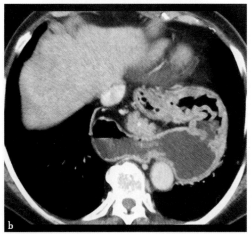

图 5-6a，b 倒置胃

a 上消化道造影：整个胃疝入胸腔；b 轴位 CT 图像：整个胃疝入胸腔；胰腺（星标）也移位至胸腔

5. 食　管

> 病程与预后

对于食管旁型疝而言由于存在并发症的风险，因此，即使无临床症状也考虑手术治疗。

> 临床医生想要了解的内容

除外脓肿（胸部图像）；此状况是否需要治疗？

鉴别诊断

膈上憩室　　　　　　◇ 食管末端外突的小囊袋影
　　　　　　　　　　◇ 起自食管的侧壁

要点与盲点

食管旁疝可被误认为脓肿。

参考文献

Chen YM et al. Multiphasic examination of the esophagogastric region for strictures, rings, and hiatal hernia: Evaluation of the individual techniques. Gastrointest Radiol 1985; 10: 311–316

Insko EK et al. Benign and malignant lesions of the stomach: evaluation of CT criteria for differentiation. Radiology 2003; 228: 166–171

Pupols A et al. Hiatal hernia causing a cardia pseudomass on computed tomography. J Comput Assist Tomogr 1984; 8: 699–700

6. 胃

胃癌

定义

➢ 流行病学

胃最常见的恶性肿瘤；发病率在逐年下降（男性25∶100 000，女性 9∶100 000）；胃远端的胃癌逐年减少，而靠近贲门的肿瘤逐年增加；发病高峰在 50 岁以后。

➢ 病因、病理生理及发病机制

危险因素：幽门螺旋杆菌感染；饮用含硝酸盐类的水；烟熏食品；A 型胃炎；Menetrier 病；直系亲属风险高出 2～3 倍；90% 为腺癌。

影像学征象

➢ 优选方法

内窥镜、超声内镜、CT

➢ 特征性表现

管腔狭窄；胃黏膜皱襞中断；僵硬而不规则的外形；可见息肉样突起轮廓；胃壁增厚(>1cm)；淋巴结肿大。

➢ 内窥镜及超声内镜表现

可确定肿瘤的长度及范围，可指导组织活检；通过超声内镜进行的 T 和 N 分期比较准确。

6. 胃

> CT 表现

增厚的胃壁对比增强时仅表现为轻度强化；口服水剂后可以较好的显示增厚的胃壁；胃壁的增厚部分呈偏心性、部分呈向心性；常可见不规则的内表面形态；周围脂肪组织的侵袭常表现为从肿瘤组织边缘向外放射分布的线条样影；多层 CT 薄层图像可更好的明确肿瘤侵袭浆膜的情况（诊断准确率 >90%）；也适于评估有无肝转移及淋巴结受累。

> 上消化道造影表现

胃轮廓不规则，胃腔狭窄；可准确评估狭窄的程度及范围；目前仅用做补充的检查手段。

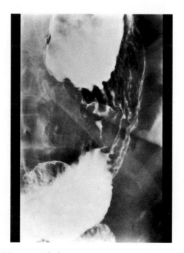

图 6-1　胃癌
上消化道造影：胃体中段胃小弯可见
一个肿块影，可见中心坏死，邻近的
胃黏膜皱襞中断

255

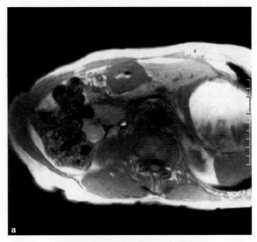

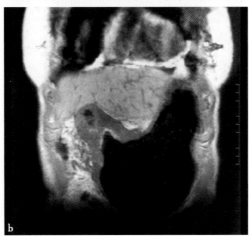

图 6-2a, b 胃癌
非增强 T1WI 显示：胃窦部胃壁环形增厚

➤ MRI 表现

显示局限性不均匀增厚的胃壁，病变的胃壁强化程度或多或少强于其周围的正常的胃壁。

临床方面

➤ 典型表现

非特异性上腹痛（溃疡疼痛）；疲劳；体重下降；贫血；出血。

➤ 治疗选择

对于早期癌的特定类型可行内窥镜下黏膜切除术；局限性肿瘤可行胃全切或次全切；对于无法手术的患者，治疗目标在于控制并发症如梗阻、出血；化疗。

➤ 病程与预后

早期胃癌的 5 年生存率是 85%～100%；进展期癌为 0～35%。

➤ 临床医生想要了解的内容

肿瘤的位置和范围，N 和 M 分期。

鉴别诊断

胃炎	◇ 胃黏膜皱襞呈相对均匀增厚
	◇ 胃壁呈相对均匀增厚
	◇ 有蠕动
胃淋巴瘤	◇ 胃壁显著增厚
	◇ 胃黏膜皱襞增厚
胃肠道间质瘤	◇ 较大的外生性肿块
	◇ 常常可见肠外的部分
Menetrier 病	◇ 胃黏膜皱襞呈均匀性增厚

要点与盲点

高估分期或低估分期。

参考文献

Habermann CR et al. Preoperative staging of gastric adenocarcinoma: comparison of helical CT and endoscopic ultrasound. Radiology 2004; 230: 465–471

Insko EK et al. Benign and malignant lesions of the stomach: evaluation of CT criteria for differentiation. Radiology 2003; 228: 166–171

Kumano S et al. T staging of gastric cancer: role of multi-detector row CT. Radiology 2005; 237: 961–966

十二指肠憩室

定义

十二指肠壁黏膜层或黏膜肌层的疝。

> 流行病学

依据 ERCP 所示其发生率为 25%；随年龄增长发病增加；女性稍多见；常于行胃镜或断层影像检查时偶然发现。

> 病因、病理生理及发病机制

75% 的憩室发生在靠近十二指肠乳头附近（近乳头憩室）；常伴发胆道结石；并发症：异位细菌定殖和肠石。

影像学征象

> 优选方法

CT、MRCP。

> 特征性表现

十二指肠可见含气或液体填充的外突影；常发生在十二指肠内侧；常伴有胆道结石。

> MRI 表现

T2WI 十二指肠内侧含水的憩室呈高信号；口服氧化铁对比剂后，憩室呈无信号或低信号。

> CT 表现

十二指肠外突影，可填充空气、液体或部分食物残渣；病变的大小可因充盈程度不同而在复查时发生变化。

➢ 内窥镜表现

在十二指肠乳头附近向外突出影,可使乳头显示模糊;颈部狭窄的憩室不易辨认;行 ERCP 后,憩室常充满对比剂。

➢ 上消化道造影

十二指肠乳头附近向外突出的阴影,其内充满对比剂。

临床方面

➢ 典型表现

常无临床症状;伴发胆结石时,常出现胆结石的相关症状;很少发生憩室炎而引起疼痛、发热、恶心、呕吐等症状。

➢ 治疗选择

仅在穿孔或出血时需要手术治疗;异位细菌定植时应用抗生素治疗。

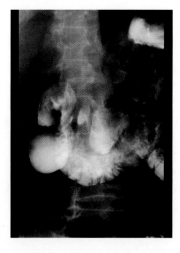

图 6-3 十二指肠憩室
上消化道造影显示:十二指肠上升段可见较大的憩室

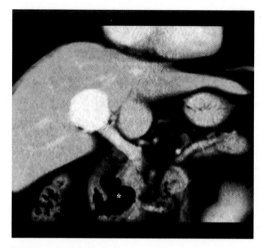

图6-4 十二指肠憩室
CT 图像显示：较大的近乳头憩室（星号），与十二指肠腔相交通；另可见肝门处较大的富血管病灶（门静脉血管瘤）

➤ 病程与预后
　常无并发症。
➤ 临床医生想要了解的内容
　除外肿瘤性病变。

鉴别诊断

胰腺假性囊肿	✧ 胰管扩张或不规则
	✧ 胰腺炎的临床表现
囊性胰腺肿瘤	✧ 多囊、有分隔
	✧ 口服氧化铁对比剂后假囊信号无变化

十二指肠溃疡穿孔   ◇ 积液和溃疡周边的炎性征象
                   ◇ 气腹症

要点与盲点

可被误认为胰腺假性囊肿或胰头部的囊性肿瘤。

参考文献

Cem Balci N et al. Juxtapapillary diverticulum. Findings on CT and MRI. Clin Imag 2003; 27: 82–88

Macari M et al. Duodenal diverticula mimicking cystic neoplasm of the pancreas: CT and MR imaging findings in seven patients. AJR 2003; 180: 195–199

Mazziotti S et al. MR cholangiopancreatography diagnosis of juxtapapillary duodenal diverticulum simulating a cystic lesion of the pancreas: usefulness of an oral negative contrast agent. AJR 2005; 185: 432–435

7. 小　肠

Meckel 憩室

定义

由于脐肠瘘导致回肠的囊状外突。

> 流行病学

胃肠道最常见的先天性畸形；发生率为 1%～3%。

> 病因、病理生理及发病机制

卵黄管的不完全退化；约 50% 的病例，病灶内除了回肠黏膜之外，还存在异位组织（通常为胃黏膜）。

影像学征象

> 优选方法

小肠造影、CT。

> 特征性表现

长 4～10cm 的回肠憩室；位于距离回盲瓣可达 100cm 的回肠远段（常为 50～60cm）。

并发症：异位胃黏膜的出血；小肠梗阻；憩室炎；肠套叠；肠扭转；疝（Littre 疝）。

> 小肠造影

回肠可见囊袋状膨出，且为盲端；常位于右下腹或骨盆；憩室口宽大或有窄颈；常常由于异物或肠石而表现为充盈缺损影。

➢CT 表现

用于急腹症患者；即便不能检出 Meckel 憩室引起的梗阻或其他并发症，但还是可以明确检出病变的部位及急性状态；憩室常常通过液平或充入粪渣等征象而检出；憩室炎时憩室腔内常见到肠石；合并严重出血时多层 CT 有助于诊断。

➢超声表现

非常重要的检查方法，尤其儿童患者；圆形或长的囊状结构；厚的、高回声的内壁；低回声的外壁。

➢血管造影表现

严重出血时对比剂可从出血处溢出；出血患者有助于寻找卵黄血管。

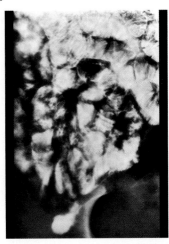

图 7-1　小肠造影所示：回肠末端囊袋状的 Meckel 憩室

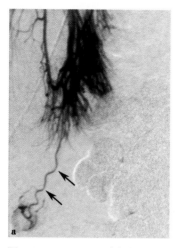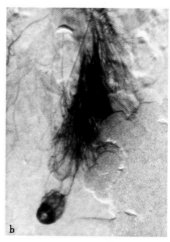

图 7-2a，b　Meckel 憩室

DSA 所示：图像显示卵黄血管（a 中箭头所示）；动脉晚期（b），憩室明显灌注

➢ 核医学表现

含有胃黏膜的病变表现为右下腹的小圆形局限性浓聚区（成人没有儿童敏感）。

➢ 胶囊内镜

可用于隐性出血的成年患者。

临床方面

➢ 典型表现

常无临床症状；约 1/3 的病人是由于并发症的出现而被确诊；常发生于出生后第一个十年内。

并发症：中段消化道的出血；疼痛性小肠梗阻；憩室炎可现疼痛、发热、呕吐。

➢ 治疗选择

外科手术切除。

➢ 病程与预后

20 岁之前并发症风险为 4%，20～40 岁时风险为 2%，年龄更大后风险降至接近零；成年以后，憩室处很少发生肿瘤（多为类癌）。

➢ 临床医生想要了解的内容

明确 Meckel 憩室是否为消化道出血的原因？

鉴别诊断

阑尾炎	◇ 邻近盲肠部位的急性发病
	◇ 超声检查并不需要压迫法
右半结肠憩室炎	◇ 结肠周围炎性改变
	◇ 结肠憩室
	◇ 增厚的结肠壁
获得性憩室	◇ 通常为多发性憩室
假性憩室（克罗恩病形成的小囊）	◇ 广泛的小肠或大肠肠袢增厚
	◇ 脂肪和纤维组织增生（爬行脂肪）
	◇ 瘘管
淋巴瘤或胃肠间质瘤	◇ 肠壁常常增厚
	◇ 肠腔轮廓正常，无膨出

要点与盲点

不能够发现卵黄囊动脉（CT 血管造影可能有所帮助）。

参考文献

Bennet GL et al. CT of Meckel's diverticulitis in 11 patients. AJR 2004; 182: 625–629

Levy AD et al. Meckel diverticulum: radiologic features with pathologic correlation. RadioGraphics 2004; 24: 565–587

Mitchell AW et al. Meckel's diverticulum: angiographic findings in 16 patients. AJR 1998; 170: 1329–1333

小肠淋巴瘤

定义

> 流行病学

是小肠第三位常见肿瘤；占所有小肠肿瘤的 10%～15%；好发年龄为 40～60 岁之间及儿童。

> 病因、病理生理及发病机制

大多数（95%）是 B 细胞型非霍奇金淋巴瘤；约 5% 为周围性 T 细胞淋巴瘤；非霍奇金淋巴瘤可发生在胃（50%）、小肠（35%）、结肠（15%）和食管（不足 1%）；小肠病变主要发生在回肠；而 T 细胞淋巴瘤则常发生于十二指肠和空肠；病变处不明显的肠壁增厚，但易穿孔。

影像学征象

> 优选方法

CT、小肠造影

> 特征性表现

浸润型：约占所有小肠淋巴瘤的 50%，常有一长段的肠壁增厚、黏膜破坏；梗阻少见；病变部位肠段肠腔扩张。

息肉型：孤立或多发的息肉分布于肠壁；常有溃疡；可引起肠套叠；梗阻罕见。

结节型：多发黏膜下结节。

外生型：宽大的溃疡；形成肠腔外的空腔。

肠系膜型：邻近肠袢的侵袭；肠系膜血管结构的包绕；

腹膜后淋巴结肿大。

> CT 表现

浸润型：增厚的肠壁分不清层次；仅轻度强化；常常肠腔扩张。

息肉型：不同大小的结节样肿块。

结节型：只有结节大于 1～2cm 时才能够检出。

肠系膜型：常常可见许多肠系膜的结节包绕肠系膜血管结构；有时可见周围受侵的脂肪组织呈斑片状阴影。

> 小肠造影表现

浸润型：肠壁增厚而缺乏正常的黏膜皱襞；肠腔扩张。

息肉型：各种大小的息肉样肿块影。

结节型：结节样黏膜结构。

肠系膜型：小肠祥的移位与推挤。

> 超声表现

低回声的增厚肠壁；蠕动消失；淋巴结增大。

临床方面

> 典型表现

取决于原发瘤的位置及大小；腹泻；体重减轻；非特异性疼痛；发热。

> 治疗选择

手术切除；化疗；放疗。

> 病程与预后

预后好于小肠癌。

> 临床医生想要了解的内容

排除炎症性肠病，如克罗恩病。

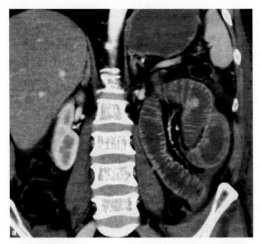

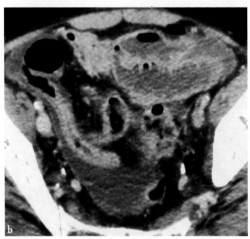

图 7-3a, b　小肠淋巴瘤
CT 所示：a 上段回肠的肠壁均匀增厚；b 回肠末
端可见一长段的肠壁增厚并伴盆腔积液

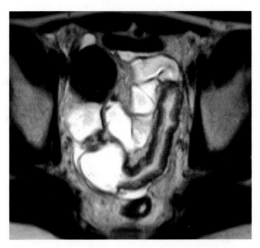

图 7-4　小肠伯基特淋巴瘤（Burkitt 淋巴瘤）
MR 图像所示：回肠可见一大段的肠壁增厚

鉴别诊断

小肠癌	◇ 好发于空肠
	◇ 环腔生长，伴梗阻症状
	◇ 灌注不良
克罗恩病	◇ 引起肠腔狭窄
	◇ 瘘管形成
	◇ 急性炎性肠壁显示显著强化
消化道间质瘤	◇ 常为较大的外生型肿瘤
	◇ 中央有坏死区域

要点与盲点

可能被误认为克罗恩病。

参考文献

Buckley JA et al. Small bowel cancer: imaging features and staging. Radiol Clin North Am 1997; 35: 381–402

Byun JH et al. CT findings in peripheral T-cell lymphoma involving the gastrointestinal tract. Radiology 2003; 227: 59–67

Horton KM et al. Multidetector-row computed tomography and 3-dimensional computed tomography imaging of small bowel neoplasms. Current concept in diagnosis. J Comput Assist Tomogr 2004; 28: 106–116

急性小肠梗阻

定义

> 流行病学

大约 10%～20% 是急腹症的病因；小肠梗阻比结肠梗阻更为常见，占到所有肠梗阻病例的 75%。

> 病因、病理生理及发病机制

粘连（50%～80%）；疝（10%～15%）；肿瘤（10%～15%）；克罗恩病；肠套叠；肠扭转；子宫内膜异位；胆结石；血肿。

影像学征象

> 优选方法

腹部平片，多层 CT（急腹症）

> 特征性表现

小肠肠管扩张（>2.5cm）；充盈液体和气体；扩张和塌陷的肠管之间过渡突然；绞窄时常出现灌注异常；静脉回流受阻（最常见的缺血原因）；肠系膜水肿或条纹状改变；穿孔时出现气腹症。

> 腹平片表现

小肠扩张并伴液平面；结肠少量积气和粪渣；三分之一病例肠管表现正常；孤立性肠梗阻很难与伴有肠缺血的肠绞窄相鉴别。

> CT 表现

是高度梗阻或重症患者常常选择的检查方式；可对 90%～

95% 的病例的查明原因；肠缺血可通过相对特定的征象来诊断（敏感性 90%）；移行区域和一些少见的梗阻原因均可很好显示；直接显示粘连不太容易（确诊依赖排除性诊断）；因为肠内的液体和气体已经提供了足够好的对比，高度梗阻的患者一般不需口服造影剂；静注对比剂可用于评估肠祥的灌注情况。

> MRI 表现

可替代 CT 用于小儿及孕妇。

> 超声表现

用于儿童及青少年；成人由于急腹症的剧痛而影响检查效果和最终诊断。

> 上消化道和小肠造影

高度梗阻患者慎用。

临床方面

> 典型表现

痉挛性上腹痛；腹肌紧张；超过 50% 的病例，绞窄性肠梗阻的术前诊断并不可靠。

> 治疗选择

高度梗阻及肠缺血的患者应立即进行外科手术；相对较轻的患者可通过下胃管处理。

> 病程与预后

死亡率约为 1%～2%；并发症包括缺血和穿孔，可显著增加死亡率。

> 临床医生想要了解的内容

是否有梗阻？如果有，明确梗阻的原因、水平和程度。

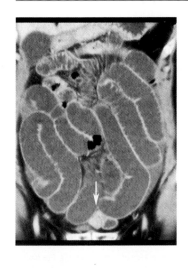

图 7-5 粘连性肠梗阻

CT 所示：小肠扩张积液，肠梗阻，从正常小肠到异常小肠的肠管移行带位于下腹部的中央区（箭头）

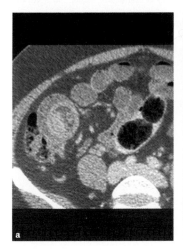
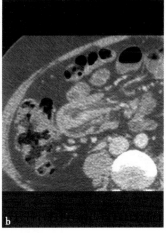

图 7-6a，b 回肠的肠套叠

CT 所示：横断面观（a）和长轴位观（b）

7. 小　肠

鉴别诊断

麻痹性肠梗阻	◇ 小肠和大肠扩张
	◇ 没有移行区域
	◇ 无其他梗阻因素

要点与盲点

很晚才想到 CT 检查，而是使用上消化道造影和小肠造影等有风险的方式。

参考文献

Aufort S et al. Multidetector CT of bowel obstruction: value of post-processing. Eur Radiol 1997; 15: 625–636

Maglinte DDT et al. Current concepts of small bowel obstruction. Radiol Clin North Am 2003; 41: 263–283

Taourel P et al. Non-traumatic abdominal emergencies: imaging of acute intestinal obstruction. Eur Radiol 2002; 12: 2151–2160

8. 结肠和肛门

结肠憩室炎

定义

继发于结肠憩室微小或较大的穿孔所致结肠周围炎症，又称憩室周围炎。改良 Hinchey 分期：

Ⅰa 期：局限性结肠周围炎症；

Ⅰb 期：局限性结肠周围脓肿（<3cm）；

Ⅱ期：较大的盆腔或腹膜后脓肿；

Ⅲ期：化脓性腹膜炎；

Ⅳ期：较大的穿孔引起的粪便性腹膜炎。

➢ 流行病学

憩室病在 45 岁以上人群的发病率为 5%～10%，在 80 岁以上人群的发病率为 50%～60%。超过 20% 的憩室炎病例年龄小于 50 岁；仅 20% 的病例有临床症状；没有性别差异。85% 的炎症发生在乙状结肠和降结肠。

➢ 病因、病理生理及发病机制

主要是由于管腔内压的增加和肠壁的薄弱；从而导致在直小血管进入结肠处的薄弱区域肠黏膜及黏膜肌层疝出；粪便物在憩室内残留；常常引起黏膜炎症；憩室炎常常是由于小的穿孔引起的。

影像学征象

> 优选方法

CT、超声(在轻型病例)

> 特征性表现

憩室(病变的主要征象);肠周脂肪组织的炎症性改变;增厚的结肠壁(常常是较长的一段);壁内或肠周的脓肿形成(预后的指标);瘘管(常常引起结肠 - 膀胱瘘道);肠梗阻;游离气体(少见)。

> CT 表现

肠壁增厚;周围脂肪组织密度增高;增厚的筋膜;脓肿;肠周的积液;较大穿孔可显示出游离气体。

> 超声表现

低回声,增厚的结肠段;憩室(低回声或高回声的肠旁局限性病灶);炎性憩室区域呈边界模糊的低回声区;炎性区域可出现压痛。

> MRI 表现

T1WI 增厚的肠壁呈低信号的;在抑脂 T2WI 图像,通过高信号水肿区可以很好的评估肠周炎症的浸润范围;炎性、增厚的肠壁往往有强化(尤其是青少年或孕妇,MRI 无辐射损伤)。

> 对比灌肠

由于仅能够初步评估结肠周围的炎症范围,因此已逐步被其他方法所取代。

> 内窥镜表现

可于急性期疼痛情况下检查;由于此方法不能够对腔

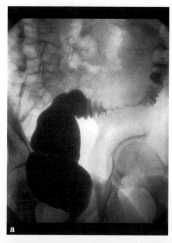

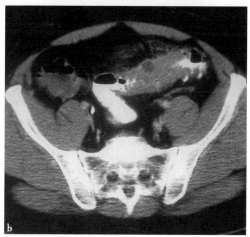

图 8-1a, b 乙状结肠憩室炎

a 对比灌肠所示：较长一段乙状结肠的肠腔重度狭窄；

b CT 所示：重度增厚的肠壁及肠壁内的小脓肿

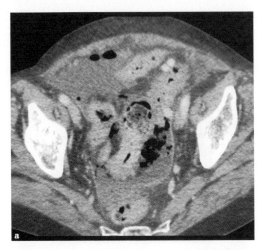

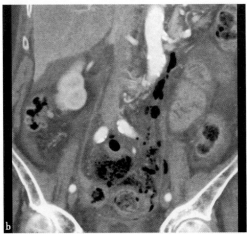

图 8-2a, b 急性憩室炎伴发较大的穿孔
a 结肠周围的积液和积气; b 游离气体可向后进入
腹膜后空隙并达到左侧肾动脉起始部附近

外炎症情况进行评价,因此从诊断角度而言没有太大帮助。

临床方面

> 典型表现

左下腹疼痛;发热;白细胞增多;轻触痛;有时可扪及包块;气尿症、粪尿症和(或)反复尿道感染均提示结肠膀胱瘘;出血并不是憩室炎的并发症,而是憩室病的并发症。

> 治疗选择

症状轻时用抗生素治疗;严重情况(20%)需手术切除;某些病例还可采用经皮穿刺脓肿引流术;手术指征是弥漫性腹膜炎、败血病和免疫缺欠者。

> 病程与预后

70% 的病例为轻型,通过保守治疗可取得良好的效果;重型的死亡率为 2%~5%;多数重症临床病例发生于年轻患者;在肾脏功能不全和免疫缺陷者,临床症状往往不显著,常导致较大的穿孔,术后并发症及死亡率有所增加。

> 临床医生想要了解的内容

炎症的严重程度?需要保守治疗还是手术治疗?是否需要介入治疗?

鉴别诊断

结肠癌

◇病史:血便,起初是便潜血

◇无感染症状

◇较短肠段的肠壁增厚(常常稍大于2cm),且偏心性生长

◇很少有肠周改变,无筋膜增厚

炎症性肠病	◇ 溃疡性结肠炎时没有肠周改变
	◇ 克罗恩病时常常是小肠受累或跳跃性受累
缺血性结肠炎	◇ 通常在肠系膜下动脉供血区域，较长肠段的肠壁均匀性增厚
	◇ 轻度的肠周反应性改变
	◇ 进展期时有积气症
阑尾炎	◇ 右下腹痛
	◇ 超声可明确阑尾炎
肠脂垂炎	◇ 结肠周围圆形脂肪结节呈边缘模糊的炎性改变

要点与盲点

可能被误认为肿瘤。

参考文献

Ambrosetti P et al. Colonic diverticulitis: impact of imaging on surgical management—a prospective study of 542 patients. Eur Radiol 2002; 12: 1145–1149

Kaiser AM et al. The management of complicated diverticulitis and the role of computed tomography. Am J Gastroenterol 2005; 100: 910–917

Kircher MF et al. Frequency, sensitivity, and specificity of individual signs of diverticulitis on thin-section helical CT with colonic contrast material: experience with 312 cases. AJR 2002; 178: 1313–1318

溃疡性结肠炎

定义

局限于黏膜层的结肠慢性炎症性病变

> 流行病学

好发年龄为 20～40 岁,次好发年龄为老年人;女性稍多见;发病率有较大的地区性差异:欧洲、美国和澳大利亚发病率显著高于世界其他地区。

> 病因、病理生理及发病机制

病因尚不明确,推测原因包括感染、食物成分过敏,细菌或细菌抗原的免疫反应;本病具有一定的遗传倾向;病变最先累及肛门,然后不断的向上蔓延;40%～50% 的病例发生直肠乙状结肠,30% 发生左半结肠,20% 发生大部分结肠(直到结肠肝曲)和全结肠;回盲瓣受累可使炎症蔓延至回肠末端,而产生反流性回肠炎。

影像学征象

> 优选方法

内窥镜,超声,MR 小肠造影

> 特征性表现

在扩张状态,肠壁增厚超过 3mm;在病变活跃期,肠壁显著强化;结肠袋结构消失,呈管状改变。

并发症:中毒性巨结肠(直径超过 5～6cm);穿孔;瘢痕性狭窄;结肠癌;3% 的病例伴发原发性硬化性胆管炎。

➢ 内窥镜表现

纺织网格样、细颗粒状的黏膜表面；表面质脆，触之易出血；黏膜溃疡；愈合后，由于萎缩黏膜和炎性假息肉形成，结肠呈管状外观。

➢ 超声表现

重要的首选诊断方法；肠壁增厚，在炎症充血期可表现为高灌注状态（彩色多普勒和超声对比剂增强）；肠壁增厚的肠段蠕动减弱；清晰显示管腔狭窄。

➢ 上腹部平片表现

在显示中毒性巨结肠（直径超过 5～6cm）时价值较大；肠壁呈不规则增厚；结肠空虚、无粪便。

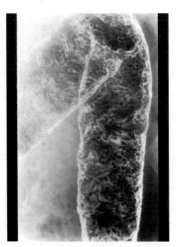

图 8-3 晚期溃疡性结肠炎
双对比检查所示：结肠脾曲见肠袋消失，
形成多发的圆形至椭圆形的假息肉

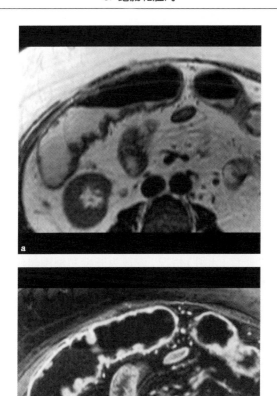

图 8-4a, b *溃疡性结肠炎*

MR 图像所示：a 升结肠和横结肠肠壁的轻度增厚，以及肠壁局限性的假息肉状增厚；b 增强后肠壁和假息肉强化

285

> 对比灌肠

病变黏膜呈细颗粒状；溃疡通常局限在黏膜表面，偶尔也会达到黏膜下层，并可累及肌层（领扣样溃疡）；晚期，圆形或长形的假息肉呈充盈缺损改变；这种检查方式也在很大程度上被结肠镜检查所取代。

> CT 表现

肠壁增厚；在炎症充血期，对比增强后病变肠壁显著强化；病变肠管狭窄（常常累及较长的肠段）；适应证：主要用于明确是否合并并发症，尤其是穿孔。

> MRI 表现

仅作为补充手段；肠壁增厚；抑脂 T2WI 可以较好的显示急性炎症（水肿）情况，表现为肠壁和周围组织的高信号；并且能较好的显示狭窄情况。

临床方面

> 典型表现

肛周出血；血性腹泻；痉挛；经常性腹痛。

肠外症状：大关节的关节病（5%～10%）；巩膜表层炎和葡萄膜炎；结节性红斑；坏疽性脓皮病（1%～2%）；原发性硬化性胆管炎（3%）；强直性脊柱炎。

> 治疗选择

5- 氨基水杨酸或皮质激素灌肠的早期局部治疗；严重情况下可使用皮质激素或免疫抑制剂；只有 20%～30% 的患者需要手术治疗，一般多为久治不愈的、合并穿孔及中毒性巨结肠。

➢病程与预后

临床过程多变；复发率高（80%）；缓解期可持续数周到数年；10%～15% 的患者呈慢性、活动性临床病程；仅 1% 的患者单一时间点发病；长期的、显著活动的病变可增加结肠癌的患病几率。

➢临床医生想要了解的内容

排除其他肠道炎症或缺血性疾病；病变程度；严重度及并发症。

鉴别诊断

克罗恩病	◇ 通常伴有小肠的受累
	◇ 透壁性炎症，伴有瘘管和脓肿
	◇ 脂肪和纤维组织增生（爬行脂肪）
	◇ 自回肠末端向直肠方向蔓延
缺血性结肠炎	◇ 老年患者
	◇ 血管病变
	◇ 肠壁灌注减少
憩室炎	◇ 憩室
	◇ 肠壁局限性增厚
	◇ 结肠周围脂肪组织的感染
	◇ 筋膜增厚
	◇ 通常只限于乙状结肠
假膜性结肠炎	◇ 抗生素和细胞生长抑制剂的并发症
	◇ 肠壁增厚通常比肠道功能紊乱更加显著
	◇ 对比增强后黏膜显著强化

要点与盲点

收缩萎陷的肠袢可能误认为肠壁增厚。

参考文献

Carucci LR et al. Radiographic imaging in inflammatory bowel disease. Gastroenterol Clin North Am 2002; 31: 93–117

Gore RM et al. CT features in ulcerative colitis and Crohn's disease. AJR 1996; 167: 3–15

Horton KM et al. CT evaluation of the colon: inflammatory disease. RadioGraphics 2000; 20: 399–418

假膜性结肠炎

定义

由于抗生素治疗所并发的结肠炎症性疾病。

➤ 流行病学

人体是难辨梭状芽胞杆菌的主要贮存载体，但它不属于正常肠道菌群之一；病原体存在于 2%～3% 的健康成人和 5%～15% 的无临床症状的住院病人和门诊病人中。

➤ 病因、病理生理及发病机制

难辨梭状芽胞杆菌感染是一种医院获得性感染，通常继发于抗生素治疗后；易感因素包括：免疫抑制剂，化疗，重症监护和重大手术；这种疾病是由病原体在结肠产生毒素，从而导致结肠的假膜形成，渗出及炎性斑块；也常常累及小肠。

影像学征象

➤ 优选方法

内窥镜、超声、CT

➤ 特征性表现

肠壁水肿增厚；黏膜显著强化；部分肠壁增厚而无强化（水肿）；结肠袋存在；常常仅有肠周的轻度炎性改变；80%～90% 的病例发生在直肠与乙状结肠；局限性病变比弥漫性病变更常见。

并发症：中毒性巨结肠（直径>5～6cm），肠穿孔。

➤ 内窥镜表现

可见隆起于易碎的黏膜表面的黄色乳酪样斑块（creamy plaque）或假膜；病变主要位于直肠和乙状结肠；病变偶尔仅局限于升结肠。

➤ 超声表现

肠壁增厚，在炎症充血期可表现为高灌注状态（彩色多普勒和超声对比剂增强）；肠壁增厚的肠段蠕动减弱。

➤ CT 表现

肠壁肿胀，偶尔可见多层改变（靶征）；黏膜显著强化；水肿肠壁不强化；严重时可出现腹水；口服或肛门注入阳性对比剂聚积于宽大、肿胀的结肠横行皱襞间形成"手风琴征"（accordion sign）。

➤ 上腹部平片表现

可明确中毒性巨结肠（直径超过 5～6cm）；肠壁常常表现为不规则增厚；结肠空虚，无粪便；病变的范围及严重程度常被低估。

➤ 对比灌肠

这项检查很大程度上被内窥镜和横断面断层扫描成像方法所取代；假膜性斑块可导致小结节状充盈缺损；融合的假膜可形成大范围的、不规则黏膜表面。

➤ MRI 表现

肠壁增厚；抑脂 T2WI 可显示急性炎性水肿，表现为肠壁和周围组织的高信号；并且能较好的显示狭窄情况。但是，MR 仅仅是一种补充手段。

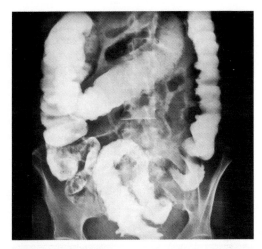

图 8-5 假膜性结肠炎

单对比结肠成像所示：直肠及乙状结肠轮廓不规则

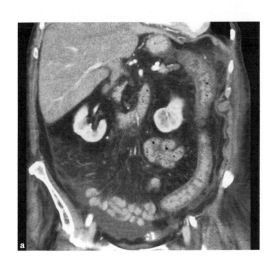

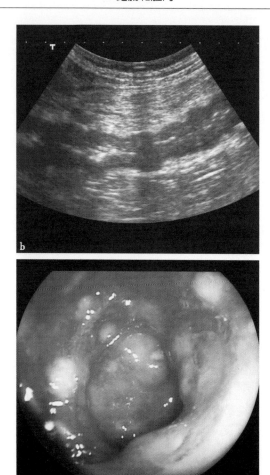

图 8-6a ~ c 假膜性结肠炎
a CT 所示：直至结肠脾曲的所有可观察到的结肠肠管可见肠壁显著增厚，黏膜灌注良好，下腹部积液；b 超声所示：降结肠与乙状结肠交界处可见低回声的增厚肠壁；c 内窥镜所示：可见黏膜表面典型的黄色斑块

临床方面

> ➢ **典型表现**

临床症状多样，可出现轻度腹泻症状，并于抗生素停止治疗后症状随之停止；也可进一步恶化，包括重度水样泻的严重性结肠炎（10% 的病例伴出血），腹部绞痛，发热；危及生命的并发症包括休克，肠穿孔和巨结肠；5% 的病例可出现急腹症或败血症；临床症状可于使用抗生素后即刻或仅数周后出现；粪便中可检测到毒素。

> ➢ **治疗选择**

停用抗生素；液体和电解质替代法；严重情况下可使用甲硝唑和万古霉素。

> ➢ **病程与预后**

死亡率是 1%～3.5%，如不及时治疗，严重病例有 15%～30% 的病死率。

> ➢ **临床医生想要了解的内容**

排除肠缺血疾病；病变范围和严重程度；并发症。

鉴别诊断

缺血性结肠炎	◇ 好发于老年患者
	◇ 存在血管病变
	◇ 肠壁灌注减少
憩室炎	◇ 憩室
	◇ 肠周脂肪组织的炎症
	◇ 筋膜增厚
	◇ 好发于乙状结肠

克罗恩病	◇ 通常伴有小肠的受累
	◇ 透壁性炎症,伴有瘘管和脓肿
	◇ 脂肪和纤维组织增生(爬行脂肪)
	◇ 自回肠末端向直肠方向蔓延
单纯抗生素相关性结肠炎	◇ 停药后自然停止水样腹泻(无出血)
	◇ 没有斑块和假膜

要点与盲点

CT 检查阴性时并不能排除梭状芽胞杆菌结肠炎;相反,严重的形态学改变与临床表现并不相关。

参考文献

Ash L et al. Colonic abnormalities on CT in adult hospitalised patients with clostridium difficile colitis: prevalence and significance of findings. AJR 2006; 186: 1393–1400

Kawamoto S et al. Pseudomembraneous colitis: spectrum of imaging findings with clinical and pathological correlation. RadioGraphics 1999; 19: 887–897

Kirkpatrick IDC, Greenberg HM: Evaluating the CT diagnosis of clostridium difficile colitis: should CT guide therapy? AJR 2001; 176: 635–639

阑尾炎

定义

由于阑尾管腔阻塞而引起的急性炎症。

➤ 流行病学

急性阑尾炎的终生风险约为 7%；可发生在所有年龄段；略多见于男性；儿童最适合手术治疗。

➤ 病因、病理生理及发病机制

阑尾管腔被阻塞而这导致阑尾肿胀，发炎，甚至穿孔。

影像学征象

➤ 优选方法

超声、CT（怀疑阑尾穿孔）

➤ 特征性表现

阑尾肿胀呈牛眼征（bull's eye）（直径 > 7mm）；形状似手指状的盲端；壁增厚（> 3mm）；阑尾胃肠石；盲肠周围积液或脂肪组织受累。

➤ 超声表现

阑尾肿胀，表现为低回声的双层结构；轻压阑尾会有痛感；如阑尾区出现低回声的不均匀结构时提示阑尾脓肿伴穿孔可能；彩色多普勒成像信号增强；阑尾积气不一定是急性炎症；盲肠后位阑尾炎可能会被过多的气体所遮盖；对于一个有经验的检查者准确度在 90% 以上，与常规临床检查相比，误诊为阑尾炎而行手术切除的比率明显下降。

➤ CT 表现

阑尾壁增厚，周围脂肪组织炎症浸润；30%～40% 病例可显示阑尾胃肠石；在重度炎症或穿孔的病例，回肠末端可发生肠梗阻；对比增强后，炎性阑尾显示更加清晰；对于阑尾穿孔，尤其是盲肠后位阑尾的显示，CT 优于超声。

➤ MRI 表现

阑尾增厚；对比增强后，尤其是抑脂序列，阑尾和周围的炎性组织显著强化；对于脓肿穿孔，MR 显示非常好；对于孕妇和年轻的患者，当超声检查不能够满足诊断需要时，可选 MR 检查。

临床方面

➤ 典型表现

脐周疼痛，转移至右下腹；恶心；呕吐；发烧；麦氏点压痛；由于只有 60% 的患者具有典型的临床表现，因此，影像学检查是重要的。

➤ 治疗选择

阑尾切除；在某些病例较大的脓肿可能需要经皮引流。

➤ 病程与预后

外科处理及时且没有术后并发症时，预后良好。

➤ 临床医生想要了解的内容

是否是阑尾炎（手术指征）？或是可以保守治疗的其他原因引起的急腹症？

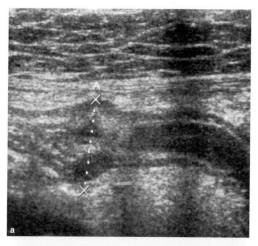

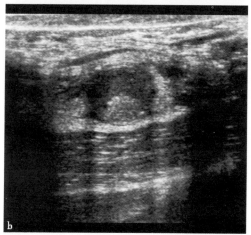

图 8-7a, b 阑尾炎
超声所示：a 长轴位，b 横轴位，阑尾壁增厚，管径增宽

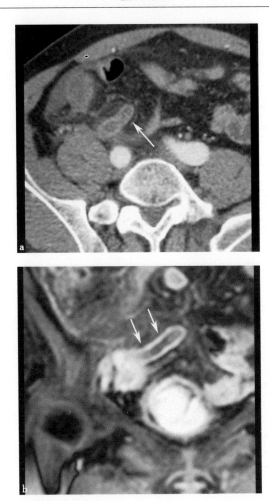

图 8-8a，b 阑尾炎
(a)CT 图像和(b)MR 图像所示：阑尾增大，显著
强化

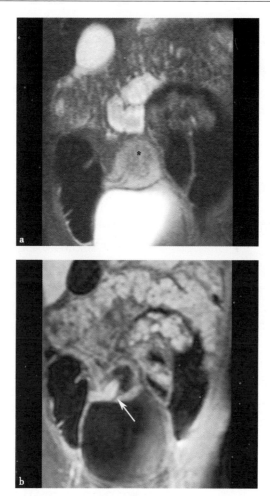

图 8-9a, b 阑尾脓肿伴发穿孔
MR 图像所示：a 膀胱顶部脓肿（星号）；b 增厚，强化的阑尾，与脓肿相交通（箭头）

鉴别诊断

肠系膜淋巴结炎	✧ 淋巴结肿大
	✧ 回肠末端和盲肠的肠壁轻度增厚
克罗恩病	✧ 病史较长
	✧ 回肠末端肠壁显著增厚
	✧ 回肠末端蠕动减少
	✧ 增厚的肠壁有强化
卵巢炎	✧ 阑尾大小正常
	✧ 性腺区可有压痛
阑尾肿瘤	✧ 慢性临床症状
	✧ 不规则的肠壁增厚可蔓延至盲肠
盲肠憩室炎	✧ 升结肠憩室
	✧ 周围脂肪组织可见炎症改变
	✧ 盲肠肠壁局限性增厚
肠脂垂炎	✧ 结肠周围圆形脂肪结节呈边缘模糊的炎性改变

要点与盲点

阑尾直径超过 7mm 不应该被认为是诊断阑尾炎的唯一标准；收缩萎陷的回肠被误认为阑尾。

参考文献

Keyzer C et al. Comparison of US and unenhanced multi-detector row CT in patients suspected of having acute appendicitis. Radiology 2005; 236: 527–534

Pinto Leite N et al. CT evaluation of appendicitis and its complications: imaging techniques and key diagnostic findings AJR 2005; 185: 406–417

Rao PM et al. Helical CT for the diagnosis of appendicitis: prospective evaluation of a focused appendix CT examination. Radiology 2002; 202: 139–144

结肠腺瘤性息肉

定义

肠道黏膜突起入肠腔，可演变成恶性肿瘤。

➢ 流行病学

发病率约为 10%；随年龄的增长，发生率增加。

➢ 病因、病理生理及发病机制

较小的息肉往往是增生性息肉；较大的息肉（>1cm）更可能是腺瘤；大约 90% 的结直肠癌均由腺瘤（腺瘤 - 癌的顺序）演变而来；癌变的几率随着息肉的增大而增加（1cm：<1%；1~2cm：5%~10%；超过 2cm：约 10%~50%）；其他能使癌变几率增加的指标包括：三个或三个以上的腺瘤，不典型增生的程度，息肉含绒毛组织的程度；中央凹陷的扁平状腺瘤是一种特殊的形式，可早期恶变并转移。

影像学征象

➢ 优选方法

内窥镜、CT 结肠成像

➢ 特征性表现

黏膜息肉样变；带蒂的，广基的；肠壁厚度正常。

➢ 内窥镜表现

大体所见常常与组织学类型相一致；手术钳活检和套扎息肉切除是可行的；当内窥镜检查不全面时，CT 结肠成像可以作为补充。

➢CT 结肠成像表现

肠壁息肉样病变；CT 能够检测出 3mm 或更大的病变；腺瘤可强化。

➢MR 结肠成像表现

肠壁息肉样病变；MR 能够检测出 5mm 或更大的病变；除了增生性息肉之外，病变常常显著强化。

➢双对比检查

目前已不再作为诊断息肉的影像方法。

临床方面

➢典型表现

常无临床症状；血便是一个早期征象。

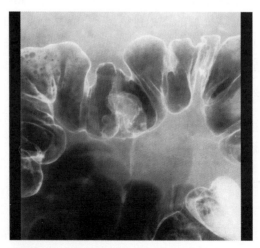

图 8-10 结肠腺瘤性息肉
结肠双对比造影所示：乙状结肠息肉样充盈缺损影

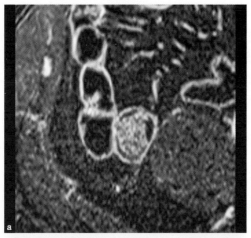

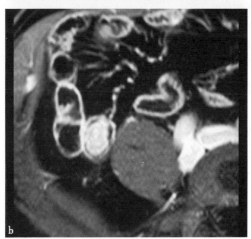

图 8-11a, b 息肉填充管腔

MR 图像所示：a VIBE 序列；b 对比增强时息肉显著强化

➢ 治疗选择

套扎息肉切除；大的扁平息肉有时需要手术切除。

➢ 病程与预后

完整的切除可有效预防癌变；高危人群复发率高。

➢ 临床医生想要了解的内容

息肉是否有需临床处理（胃肠病学文献提及的 1cm 或更大；影像学文献 6～8mm 或更大）？

鉴别诊断

增生性息肉	✧ 通常小于 1cm
	✧ 在 MR 上无强化
炎性假息肉	✧ 伴有慢性炎症性肠病
间质性息肉	✧ 通常较大
	✧ 壁内性生长
	✧ 有肠外的组成部分
憩室	✧ 肠外位置通常很明显
	✧ 平扫 CT 可见高密度环影
粪块残留	✧ 含有空气
	✧ 位置可移动
	✧ 无强化

要点与盲点

主要包括肠道准备不佳或肠管内空气或二氧化碳注入不足。

参考文献

Hartmann D et al. Colorectal polyps: detection with dark-lumen MR colonography versus conventional colonoscopy. Radiology 2006; 238: 143–149

Macari M et al. Filling defects at CT colonography: Pseudo- and diminutive lesions (the good), polyps (the bad), flat lesions, masses, and carcinomas (the ugly). RadioGraphics 2003; 23: 1073–1091

Mulhall BP et al. Meta-analysis. Computed tomographic colonography. Ann Intern Med 2005; 142: 635–650

结肠癌

定义

结肠黏膜的恶性肿瘤；分布：直肠（30%），乙状结肠（45%），降结肠（10%），横结肠和升结肠（15%）；可转移至附近淋巴结和肝。

> 流行病学

随着年龄的增长发病率增加，大多数肿瘤发生在 50 岁以后；终生风险是 6%；是男性和女性第二位常见的肿瘤；高危因素包括低纤维、高蛋白质、高脂肪的饮食和肥胖。

> 病因、病理生理及发病机制

约 90% 结肠癌源自腺瘤性息肉的恶性变，目前认为癌变往往需要 10 年时间。

高危人群：肿瘤患者的直系亲属风险加倍；有遗传性大肠癌遗传倾向的人（家族性腺瘤性息肉病，遗传性非息肉型结直肠癌）；慢性炎症性肠病的患者。

影像学征象

> 优选方法

内窥镜、CT

> 特征性表现

黏膜表面不规则；肠壁向心性增厚；管腔狭窄；较大的肿瘤可侵及周围的脂肪组织；淋巴结转移。

➢ 内窥镜表现

坏死性外生性肿瘤,有不规则的黏膜面;此种检查便于组织活检;初步检查明确诊断的金标准。

➢ CT 表现

局限性肠壁增厚,肠腔狭窄;增厚的肠壁对比增强时有强化;淋巴结受累时更常表现的形式是多个结节灶,其次是淋巴结的肿大。对比增强 CT 结肠成像可以提供更多的信息,例如由于肿瘤阻塞而结肠镜检查失败时可立即进行 CT 结肠成像。

➢ MRI 表现

局限性肠壁增厚,肠腔狭窄;增厚的肠壁对比增强时有显著强化;受累淋巴结尽管并没有显著增大,但是,抑脂序列增强图像可见显著强化。

➢ 对比灌肠表现

目前几乎很少使用;黏膜轮廓不规则和肠腔狭窄。

➢ PET 或 PET/CT 表现

常用于肿瘤复发的诊断;是在瘢痕组织中检测肠外的肿瘤复发的最可靠的方式。

临床方面

➢ 典型表现

较长一段时间内无临床症状;排便习惯的改变;晚期症状包括贫血,疼痛,体重减轻。

➢ 治疗选择

手术治疗

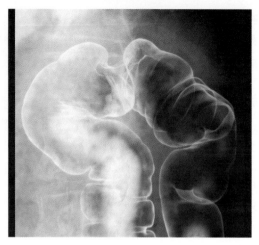

图 8-12 结肠癌
双对比结肠造影所示：位于结肠脾曲的结肠癌，结肠偏心性狭窄

➢ 病程与预后
    预后取决于肿瘤的分期，5 年生存率：
    Dukes A（T1 N0 M0）：97%～100%；
    Dukes B1（T2 N0 M0）：82%～90%；
    Dukes B2（T3 N0 M0）：73%～80%；
    Dukes B3（T4 N0 M0）：63%～75%；
    Dukes C（T1-4 N1-3 M0）：26%～74%。
➢ 临床医生想要了解的内容
    肿瘤的位置；肿瘤分期；转移情况。

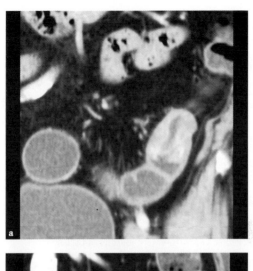

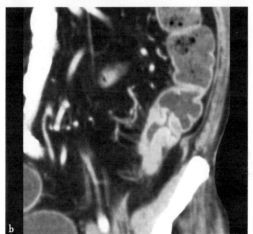

图 8-13 结肠癌
位于降结肠和乙状结肠交界处的肠壁环形增厚，增强后有显著强化

鉴别诊断

憩室炎	◇ 较长肠段的肠壁增厚
	◇ 明确的憩室
	◇ 结肠周围相邻脂肪组织的炎性改变
	◇ 筋膜增厚
缺血性结肠炎	◇ 较长肠段的肠壁增厚
	◇ 肠壁的灌注降低
	◇ 供血动脉的闭塞或狭窄
溃疡性结肠炎	◇ 从直肠开始弥漫性蔓延
	◇ 结肠袋消失
黏膜下肿瘤（胃肠道间质瘤、血管瘤）	◇ 肠管的偏心性狭窄
子宫内膜异位症	◇ 肠管外受性改变
	◇ 肠管单侧边缘呈锯齿状轮廓

要点与盲点

在断层成像方式中，结肠内气体或液体充盈的不足是导致误判的常见原因。

参考文献

Cohade C et al. Direct comparison of (18)F-FDG PET and PET/CT in patients with colorectal carcinoma. J Nucl Me 2003; 44: 1797–1803

Fenlon HM et al. Occlusive colon carcinoma: virtual colonoscopy in the preoperative evaluation of the proximal colon. Radiology 1999; 210: 423–428

Horton KM et al. Spiral CT of colon cancer: cross sectional imaging and role in management. RadioGraphics 2000; 20: 419–430

直肠癌

定义

直肠黏膜的恶性肿瘤。

➢ 流行病学

随着年龄的增长而发病率增加；结直肠癌的终生风险是 6%；常发生于 50 岁以后。

➢ 病因、病理生理及发病机制

约 90% 源于腺瘤性息肉的恶性变。

危险组：肿瘤患者的直系亲属风险加倍；其他高危人群包括有遗传性大肠癌遗传倾向的人（家族性腺瘤性息肉病，遗传性非息肉型结直肠癌），以及慢性炎症性肠病患者。区域性淋巴结转移（主要的转移途径），肺和肝转移（次要的转移途径）。

影像学征象

➢ 优选方法

内窥镜，MRI，超声内镜

➢ 特征性表现

不规则的黏膜表面；肠壁向心性增厚；管腔狭窄；较大的肿瘤有脂肪组织及直肠系膜的浸润；转移淋巴结往往不肿大。

➢ 镜下所见

初步检查明确诊断的金标准；坏死性外生性肿瘤，有不规则的黏膜面；此种检查便于组织活检。

➢ MRI 表现：

T1WI 表现为低信号的增厚肠壁和狭窄的肠腔；FSE 序列 T2WI 能较好显示肿瘤的累及范围；与脂肪抑制序列相比，对比增强并不会提高局部分期；淋巴结转移常表现为小而多发的特点；与超声内镜相比，MRI 可更为清楚显示肿瘤和直肠系膜的关系。

➢ 超声内镜表现

非常准确的显示肠壁各层；尽管随着肿瘤的增大而其精确度会下降，但是，它依旧是评价 T 分期的最佳手段。

➢ CT 表现

对于 T 分期的评价，CT 明显不如超声内镜；局限性肠壁增厚，肠腔狭窄；增厚的肠壁对比增强时有强化；淋巴结受累时常表现为多个结节灶，而不是淋巴结的肿大。

➢ 对比灌肠表现

已逐渐被 MRI 所取代；黏膜轮廓不规则和肠腔狭窄。

➢ PET 或 PET/CT 表现

是在瘢痕组织中检测肠外的肿瘤复发的最可靠的方式；是术前多种方式联合治疗疗效评价的最佳手段。

临床方面

➢ 典型表现

较长一段时间内无临床症状；排便习惯的改变；血便。

➢ 治疗选择

直肠全系膜切除术；晚期病例行辅助放化疗。

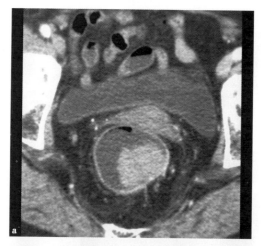

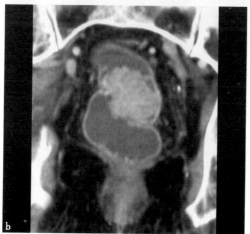

图 8-14a, b 直肠恶性息肉样癌
CT 所示: 肿瘤未侵袭肠壁之外 (PT2N0)

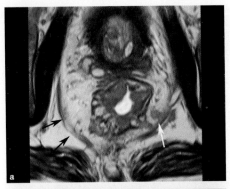

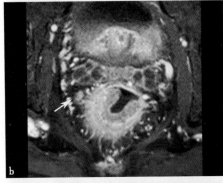

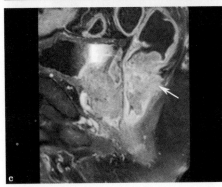

图 8-15a～c 直肠癌侵袭肠壁之外（T3N1）a T2WI 所示：肿瘤侵及直肠系膜脂肪组织（黑色箭头：直肠系膜筋膜），淋巴结肿大（白色箭头）；b 脂肪抑制序列 T1WI 所示：清楚显示肿瘤的生长超出肠壁之外，相邻的直肠系膜筋膜内淋巴结肿大（箭头）；c 矢状投影所示：骶前肿瘤超出肠壁之外（箭头）

➢病程与预后

预后主要取决于肿瘤与直肠系膜的关系；根治性切除术后局部复发率是30%。

➢临床医生想要了解的内容

肿瘤的分期；肿瘤和直肠系膜的关系。

鉴别诊断

憩室炎	◇ 较长肠段的肠壁增厚
	◇ 明确的憩室
	◇ 结肠周围相邻脂肪组织的炎性改变
	◇ 筋膜增厚
缺血性结肠炎	◇ 较长肠段的肠壁增厚
	◇ 肠壁的灌注降低
	◇ 供血动脉的闭塞或狭窄
溃疡性结肠炎	◇ 从直肠开始弥漫性蔓延
	◇ 结肠袋消失
黏膜下肿瘤（胃肠道间质瘤、血管瘤）	◇ 肠腔的偏心性狭窄
子宫内膜异位症	◇ 肠管外压性改变
	◇ 肠管单侧边缘呈锯齿状轮廓

要点与盲点

MRI 成像中结肠内水充盈不足常常导致诊断的误判；无法把成像平面与肿瘤的生长情况进行一一对应分析也可常常导致诊疗的误判。

参考文献

Beets-Tan RGH et al. Rectal cancer: review with emphasis on MR imaging. Radiology 2004; 232: 335-346

Brown G et al. Techniques and trouble-shooting in high spatial resolution thin slice MRI for rectal cancer. Br J Radiol 2005; 78: 245-251

Denecke T et al. Comparison of CT, MRI and FDG-PET in response prediction of patients with locally advanced rectal cancer after multimodal preoperative therapy: is there a benefit in using functional imaging? Eur Radiol 2005; 15: 1658-1666

肠管子宫内膜异位症

定义

发生于肠壁上的外源性子宫内膜组织的增生改变。

➢ 流行病学

行经期妇女的发病率是 15%,不育妇女的发病率是 30%;一般发生于 20～45 岁之间;异位组织通常位于子宫邻近的区域。

➢ 病因、病理生理及发病机制

子宫内膜组织出现于子宫外的原因有各种假说;最有可能是子宫内膜组织的逆行运输(经血逆流学说)在盆腔器官和腹膜种植的结果;小肠受累罕见,多见于直乙状结肠(占所有病例的 95%)、阑尾(10%)、回肠(5%);也可经进血行和淋巴扩散;与子宫内膜一样,这些异位组织也受激素影响的;可伴发浆膜层的炎症和肠壁肌层的浸润;可导致受累肠段的梗阻;罕见的并发症:恶性变。

影像学征象

➢ 优选方法

对比灌肠,MRI

➢ 特征性表现:

黏膜下息肉样肿块(锯齿样外观);管腔的偏心性狭窄;盆腔内可见直径为 1～5cm 的实性肿块;卵巢子宫内膜囊肿。

➤ MRI 表现

T1WI 表现为局限性的、低信号的肠壁增厚；肠腔的偏心性狭窄；小的斑片状浆膜种植灶常易于漏掉；实质性的、明显纤维化的盆腔肿块，T1WI 中等信号，T2WI 低信号；对比增强后显示结节强化；T1WI 出血性结节常呈明显的点状高信号。

➤ 对比灌肠表现

黏膜下的息肉样结节；可显示锯齿轮廓；肠腔的偏心性狭窄；黏膜结构完整。

➤ CT 表现

肠壁局限性增厚，肠腔偏心性狭窄。

➤ 超声内镜表现

可清晰显示浆膜种植灶和肠壁浸润程度；可行内镜引导下穿刺活检。

➤ 腹腔镜

通常只能依据穿刺活检的直接检测结果做出诊断。

临床方面

➤ 典型表现

通常没有临床症状或者症状较轻；浆膜种植的内膜异位可引起盆腔的压迫感；肠壁浸润可导致便秘、腹泻或疼痛性肠梗阻；侵及黏膜可导致黏膜出血；仅 40% 的病例症状随月经周期变化。

➤ 治疗选择

浆膜种植的内膜异位组织可在腹腔镜下行激光消融治疗；浸润肠壁引起肠腔狭窄者需行肠段切除术治疗。

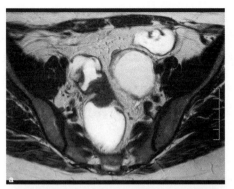

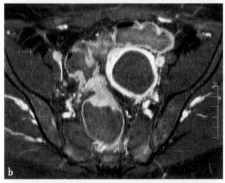

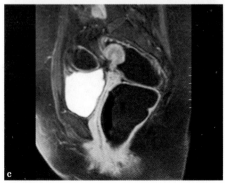

图 8-16a ~ c 肠子宫内膜异位症

MR 图像所示：a 直肠用水充盈后，可见一个低信号的息肉样肿块阻塞管腔；b 对比增强后的脂肪抑制图像，显示一个均匀性强化的肿块，还可见黏膜浸润征象。c 矢状位图像，可见一个息肉样肿块，环绕以稍高信号的正常肠黏膜，形成一个较窄的晕

319

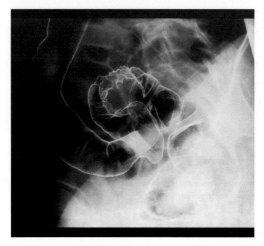

图 8-17　肠子宫内膜异位症
直肠和乙状结肠双对比造影所示：由于肠黏膜受累
而导致肠腔呈双边的轮廓和锯齿状不规则的边缘

➤ 病程与预后
复发率较高。
➤ 临床医生想要了解的内容
需排除恶性肿瘤或炎症性肠道疾病。

鉴别诊断

黏膜下肿瘤（胃肠道间质瘤，血管瘤）	✧ 肠腔偏心性狭窄
	✧ 常为外生性较大的肿瘤
	✧ 多见于年纪较大者
直结肠癌	✧ 肠壁不规则增厚
	✧ 向心性狭窄

	◇ 多见于年纪较大者
克罗恩病和溃疡性结肠炎	◇ 肠壁向心性增厚
	◇ 向心性狭窄
	◇ 结肠袋消失
憩室炎	◇ 明确的憩室
	◇ 较长肠段的向心性肠壁增厚
	◇ 憩室周围脂肪组织受累的炎性改变
	◇ 脓肿

要点与盲点

断面成像时直肠与乙状结肠内的水充盈不足是导致误判的一种常见错误；相关检查应该在月经前期完成。

参考文献

Bahr A et al. Endorectal ultrasonography in predicting rectal wall infiltration in patients with deep pelvic endometriosis: a modern tool for an ancient disease. Dis Colon Rectum 2006; 49: 869–875

Gordon RL et al. Double-contrast enema in pelvic endometriosis. AJR 1982; 138: 549–552

Siegelman ES et al. Solid pelvic masses caused by endometriosis: MR imaging features AJR 1994; 163: 357–361

肛瘘和肛周脓肿

定义

在肛管处内口和肛周区域外口管道的慢性化脓性感染。

➤ 流行病学

发病率是 10∶100 000，男性多见。

➤ 病因、病理生理及发病机制

这些病变超过 90% 源自于肛道窝的腺体发炎，通常位于肛门括约肌之间，开口在齿状线水平。其他少见的原因包括溃疡性结肠炎，肠结核和艾滋病毒感染。克罗恩病引起的肛瘘可能与肛道窝的腺体发炎有关，但也可来自于肛直肠管而与炎症无关。5%～15% 的瘘管可表现为包括马蹄形瘘管和坐骨直肠窝及肛提肌上方的脓肿形成等复杂形式。

➤ Park's 分期

表浅肛瘘（15%）：黏膜和内括约肌与肛周皮肤之间的瘘管，不穿过肌肉。

括约肌间肛瘘（55%）：瘘管穿过内括约肌，并达到内外括约肌之间。

经括约肌肛瘘（20%）：瘘管穿过内外括约肌，并进入坐骨直肠窝。

括约肌上肛瘘（5%）：瘘管向上穿过内外括约肌，走行于在耻骨直肠肌上，穿过肛提肌，然后向下至坐骨直肠窝。

括约肌外肛瘘（3%）：瘘管从直肠到会阴部直接相通，与肛管和括约肌无关。

影像学征象

> 优选方法

MRI, 超声内镜

> 特征性表现

在肛管与括约肌之间或者穿过括约肌的管状结构, 高于或低于提肛肌, 或紧邻括约肌。脓肿(偶尔呈马蹄形)可有可无; 常可见瘢痕。

> MRI 表现

复发性瘘道和克罗恩病的首选检查方式, 不需要使用器械和全身麻醉。

肌肉: T2WI 内括约肌表现为均质性结构, 相对于外括约肌而言表现为高信号; 外括约肌, 耻骨直肠肌和提肛肌均表现为低信号。T1WI 肌肉的信号强度没有差异; 对比增强后黏膜及内括约肌有强化。

瘘管: T2WI 无黏液的瘘管表现为低信号的管状结构; 而充满黏液的瘘管则表现为中央区的高信号, 和周围环绕的低信号环; 内开口通常可以找到(>95% 的病例)。

脓肿: 充满液体的高信号空腔; 脂肪抑制序列时, 炎症的范围易于识别。某些情况下, 增强扫描能更精确的显示脓腔。

> 超声内镜表现

瘘道呈低回声; 偶尔夹杂高回声(气体); 瘘管的内口可以很好的显示(>90% 的病例); 对于复杂的较深的瘘管, 穿透的深度往往不能明确显示; 适用于单纯的肛瘘。

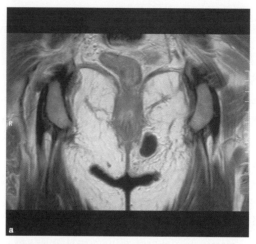

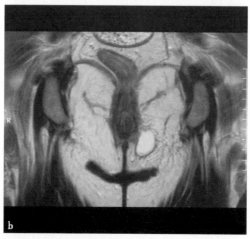

图 8-18a, b 肛周脓肿

冠状位 MR 图像所示: a T1WI 坐骨直肠窝处脓肿，
这常常提示炎症通过括约肌蔓延所致; b T2WI 脓肿
呈高信号，瘘管在肛道窝腺体水平接近外括约肌

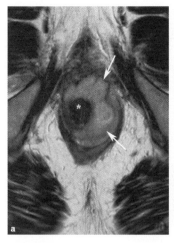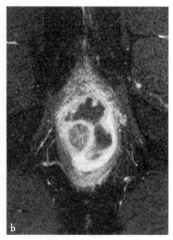

图 8-19a，b 肛周脓肿

轴位 T2WI 所示：a 马蹄形脓肿穿越括约肌间（箭头），直肠偏一侧（星号）；b 对比增强后位于内外括约肌之间的脓肿周围的炎性组织显著强化

> 瘘管造影表现

瘘管的完全充填是非常不现实的，病人也会比较痛苦的；因为这种检查常常无法确定瘘道和括约肌肌肉之间的关系，因此，已无优势可言。

临床方面

> 典型表现

肛门及肛周疼痛；分泌脓、血、黏液。

> 治疗选择

手术修复。

> 病程与预后

复发是常见的，尤其是复杂的肛瘘，以及术前不能准确评价受累范围的肛瘘。

> 临床医生想要了解的内容

肛瘘和脓肿的范围。

鉴别诊断

汗腺炎	◇ 肛门生殖器区和腹股沟区
	◇ 斑片状的皮肤疾病伴有瘘管和脓肿
	◇ 皮肤和皮下组织增厚
克罗恩病	◇ 瘘管通常与肛道窝腺体无关
	◇ 腹泻
	◇ 已确定有结肠病变
静脉炎和痔疮	◇ 弯曲的窦道
	◇ 薄壁
	◇ 视诊和触诊可以发现
藏毛窦	◇ 与内括约肌裂隙无关系

要点与盲点

不正确的成像轴会影响 MRI 对瘘管的准确判定。

参考文献

Beets-Tan RGH et al. Preoperative MR imaging of anal fistulas: does it really help the surgeon. Radiology 2001; 218: 75–84

Buchanan GN et al. Clinical examination, endosonography, and MR imaging in preoperative assessment of fistulo in ano: comparison with outcome-based reference standard. Radiology 2004; 233: 674–681

Horsthuis K et al. MRI of perianal Crohn's disease. AJR 2004; 183: 1309–1315

直肠后囊性错构瘤(尾肠囊肿)

定义

发育异常的骶前囊性肿块,有感染的倾向和恶性变的潜在性。

> 流行病学

这种罕见的病变是直肠后间隙最常见的发育异常;主要发生在中年妇女。

> 病因、病理生理及发病机制

引起尾肠囊肿的发育异常;两种类型:囊性错构瘤和多发囊肿;与直肠不相通。

影像学征象

> 优选方法

MRI, CT

> 特征性表现

边界清楚的囊性肿块;薄壁的单囊或多囊;对比增强时囊壁不规则增厚可提示恶性变;骶骨破坏少见。

> MRI 表现

T1WI 呈低信号,T2WI 呈均匀高信号;囊内有黏液、出血或脂肪成分(皮样囊肿)时 T1WI 呈高信号。

> CT 表现

边缘光滑的囊性肿块;内容物与水或软组织呈等密度;分隔很难清楚地识别。

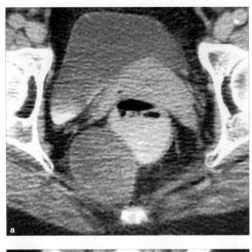

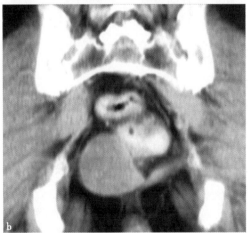

图 8-20a, b 直肠后囊性错构瘤
CT 所示: 与直肠相邻的直肠后单发囊肿

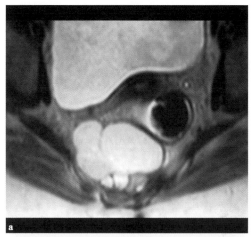

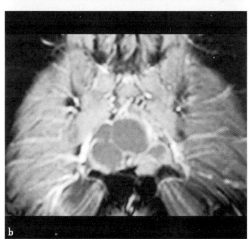

图 8-21a，b 直肠后囊性错构瘤
MRI 所示：a T2WI，b 对比增强 T1WI，直肠后多
房囊肿

➢ **超声表现**

囊肿的回声可能有赖于内部成分，尤其是在感染时。

临床方面

➢ **典型表现**

常无临床症状；可出现占位效应；便秘；直肠胀满感；排便疼痛；下腹部疼痛；排尿困难；直肠检查可触及肿瘤。

➢ **治疗选择**

由于感染和恶变的风险应选择手术切除；未接受手术治疗者需要定期随访。

➢ **病程与预后**

并发症：感染合并瘘管（30%～50% 的病例）；出血；恶变（10%）。

➢ **临床医生想要了解的内容**

是否有炎症或恶变的征象；与相邻结构的关系；是否排除肿瘤。

鉴别诊断

囊性畸胎瘤	◇ 90% 病例于新生儿（女孩）时明确诊断
	◇ 横断面图像显示囊实混合成分的不均质病变
	◇ 一半病灶含有脂肪或钙化
骶前脊膜膨出	◇ 硬膜囊通过部分骶骨发育不全的骨缺损处疝出
囊性淋巴管瘤	◇ 通常发生于儿童
	◇ 边界清楚，壁薄的多发囊

脓肿	◇ 常见于术后或炎症如阑尾炎或克罗恩病
直肠平滑肌肉瘤	◇ 直肠肠壁增厚
	◇ 多见于男性
骶骨脊索瘤	◇ 骶骨骨破坏
	◇ 主要是实体瘤

要点与盲点

此病罕见，因此，往往贻误诊断或诊断不正确，而导致不正确治疗，如引流。

参考文献

Dahan H et al. Retrorectal developmental cysts in adults: clinical and radiologic-histopathologic review, differential diagnosis, and treatment. RadioGraphics 2001; 21: 575–584

Johnson AR et al. Tailgut cyst: diagnosis with CT and sonography. AJR 1986; 147: 1309–1311

Yang DM et al. Tailgut cyst: MRI evaluation. AJR 2005; 184: 1519–1523

9. 腹　　腔

腹膜转移癌

定义

➢ 流行病学

最常见的腹膜恶性疾病。

➢ 病因、病理生理及发病机制

最常见的原发肿瘤：卵巢，胃，结肠，乳腺，胰腺，肺，肉瘤，淋巴瘤。

腹膜假性黏液瘤：起源于凝胶状黏液物质的腹膜腔内罕见种植；75% 的病例发生在年龄 45～75 岁的女性；原发肿瘤位于阑尾和卵巢。

影像学征象

➢ 优选方法

CT，超声（有腹水时）。

➢ 特征性表现

腹水，偶尔仅积聚于小骨盆；腹膜结节表现为多种强化特点；网膜的融合性结节（"网膜饼"形成）；肠系膜粘连和异常条带影；肠袢不再随意浮于腹腔表面；狭窄近端可见扩张肠管。

➢CT 表现

CT 是评价腹水、腹膜种植和大网膜受侵程度的最佳检查方式；口服或经直肠注入稀释对比剂后，小肠和结肠的狭窄易显示；可以评估肝、肺、骨骼和淋巴结的转移情况。

➢MRI 表现

T1WI 腹水呈低信号；腹膜种植和网膜受侵呈中等信号；T2WI 腹水呈高信号而转移灶呈中等信号；腹膜强化。

➢超声表现

在腹水存在的区域，可以检测网膜转移和腹膜结节转移的征象；在无腹水的情况下，检查提供诊断信息有限。

临床方面

➢典型表现

常见于晚期肿瘤；伴有腹水，体重下降，腹痛；可能是卵巢癌的首发症状。

➢治疗选择

手术切除几乎是不可能的；腹腔内化疗。

➢病程与预后

预后常常较差；大多数病人活不过 1 个月；25% 能活过 3 个月；仅仅 10% 能活过 6 个月；卵巢癌是一个例外，其手术切除或化疗可能会显著延长生命；有复发或肠梗阻的可能。

➢临床医生想要了解的内容

腹水的原因；是否有肠梗阻的风险？

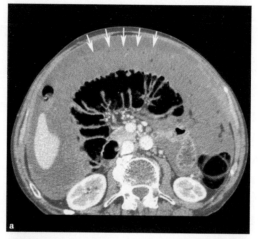

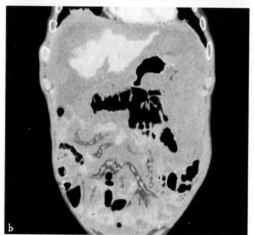

图 9-1a，b 腹膜假性黏液瘤

CT 所示：a 腹水和短缩的小肠袢之间有凝胶状物质的稍高密度层（箭头）；b 肿瘤性的肿块导致肝脏的轮廓异常变形

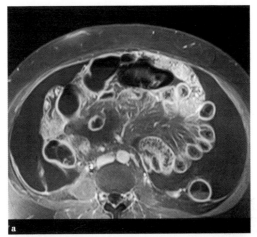

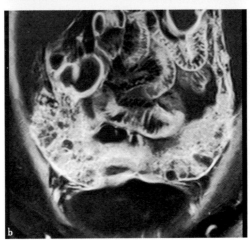

图 9-2a, b 卵巢癌的腹膜转移癌

MR 对比增强后轴位(a)和冠状位(b)T1WI 所示：
中下腹部偏前部分可见短缩的肠系膜祥和网膜肿
块(网膜饼)

9. 腹　　腔

鉴别诊断

腹膜炎	◇ 腹膜显著强化
	◇ 肠袢漂浮于腹水中
	◇ 无肿瘤结节
腹膜间皮瘤	◇ 肿瘤沿腹膜大范围的蔓延
	◇ 肿瘤常常侵袭至腹壁的外层
	◇ 患者常有多年的石棉接触史
肝硬化	◇ 肝脏大小、形态、结构的变化
	◇ 门静脉高压的征象（静脉曲张）
	◇ 肠袢漂浮于腹水中
腹腔脂肪沉积症	◇ CT 或 MR 显示与脂肪等密度或等信号

要点与盲点

可被误认为门静脉高压的腹水；肿瘤结节可能散在分布。

参考文献

Hanbidge AE et al. US of the peritoneum. RadioGraphics 2003; 23: 663–684

Raptopoulos V et al. Peritoneal carcinomatosis. Eur Radiol 2001; 11: 2195–2206

Sulkin TV et al. CT in pseudomyxoma peritonei: a review of 17 cases. Clin Radiol 2002; 57: 608–613

索　引

索　引

索　引

索　引

索　引

28检